U0338957

自制
营养药膳
随身查

孙志慧 编著

天津出版传媒集团

天津科学技术出版社

图书在版编目（CIP）数据

自制营养药膳随身查 / 孙志慧编著 . — 天津：天津科学技术
出版社，2013.11（2024.4 重印）

ISBN 978-7-5308-8520-8

Ⅰ . ①自… Ⅱ . ①孙… Ⅲ . ①食物疗法—食谱 Ⅳ . ① R247.1
② TS972.161

中国版本图书馆 CIP 数据核字（2013）第 276079 号

────────────────────────────

自制营养药膳随身查
ZIZHI YINGYANG YAOSHAN SUISHENCHA

策划编辑：杨　谡

责任编辑：孟祥刚

责任印制：兰　毅

出　　版　天津出版传媒集团
　　　　　天津科学技术出版社

地　　址　天津市西康路 35 号

邮　　编　300051

电　　话　（022）23332490

网　　址　www.tjkjcbs.com.cn

发　　行　新华书店经销

印　　刷　三河市万龙印装有限公司

────────────────────────────

开本 880×1230　1/64　印张 5　字数 150 000

2024 年 4 月第 1 版第 2 次印刷

定价：58.00 元

前言

　　药膳，取药物之性，用食物之味，起养生之功。中医常讲"寓医于食"，药膳既将药物作为食物，又将食物赋以药用，药借食味，食助药威；既具有营养价值，更具有防病、治病、保健强身、延年益寿的功效。中华药膳源远流长，是中医保健和养生治病的方式之一。有意识地对饮食方法进行研究，在我国已有几千年的历史。"神农尝百草"的传说，说明早在远古时代中华民族就已经开始探索食物和药物的功用了。

　　虽然中华药膳历史悠久，药膳的种类也极为丰富，但是时至今日，古典著作有的因年代久远，部分方药已不可考；有些食物因毒性较大，也不再用来配药；还有一些药膳配方没有流传下来……这些给提倡"药膳食疗""自然养生"的后人带来了一定的困难，并且普通人对食物的中药属性与功效并不是很了解，对自制药膳也无从下手。盲目地吃或者选择不恰当都会导致饮食结构不合理和营养摄入不均衡，健康也就无从谈起。

　　本着功效确切、易于采办、加工方便、可操作性强的原则，根据我国传统中医学"医食相通"的原理，结合现代医学、营养学、烹饪学的知识，本书精选了300余种适合普通家庭制作，而且又有显著养疗效果的药膳。你可以在日常生活中，运用家庭中现有的条件，将家常菜肴与中药相结合，很快就可以烹制出一道道色、香、味俱全的药膳。为了方便制作和运用，我们在编写中按不同年龄段的人群分类排列，针对每一类人群的特点，选择适宜的药膳配方。每道药膳均分为"药膳配方""制作程序"以及"药膳功效"几大板块，同时配有精美的图片，让你轻松在家自制营养药膳，一学就会，一用就灵。

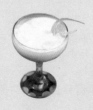

最适合中年人的营养药膳 93

防治贫血的药膳 94

调治肾虚的药膳 111

祛斑养颜的药膳 125

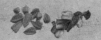

绪 论

药膳就是以药和食物为原料，经过烹饪加工制成的一种具有食疗作用的膳食。它是中国传统的医药知识与烹调经验相结合的产物。"寓医于食"，药膳既将药物作为食物，又将食物赋以药用，药借食力，食助药威；既具有营养价值，更具有防病、治病、保健强身、延年益寿的功效。

药膳的种类很多，根据形式与加工方式，大体可分为粥饭、汤羹、鲜汁、茶饮、药酒、蜂产品、药膏、药饼、药糕、菜肴等。随着科学技术与医药实践的不断发展，药膳的品种也在不断增加。结合现代科研成果制成的具有治疗作用的食品、饮料，品种繁多，各具特色。

走出药膳误区

对于药膳，人们还存在着不少模糊甚至错误的认识，为此，我们首先纠正几种说法。

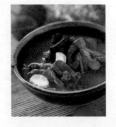

1. 药膳不等于营养。
2. 药膳不是普通食物。
3. 药膳不是"药"。

❧ 药膳的选择原则

药膳的选择原则应当是因人而异。所谓因人而异，是指根据人的体质、年龄、性别、职业等方面的具体情况选择适宜的药膳。

人的年龄不同，其生理状况有明显的差别。人体的结构、机能和代谢随着年龄增长而改变，选择药膳养生当然应有所区别。

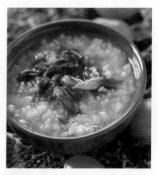

青少年时期，人的各种生理功能逐渐发育成熟，身高和体重迅速增加，能量消耗增多，对饮食营养的需要也相应增加。因此，如果青少年需要进行食疗，其药膳的配方用料应该适当增加对他们生长发育有利的营养素。

中年人的生理特点是：气血旺盛，脏腑坚强，营卫调和。因此，中年期，人机体的各个方面都需要进行调整。中年人利用药膳进行养生时，可以根据自身的具体情况，选择具有调适作用的药物制作药膳。

老年人是药膳最主要的适用人群。人到老年，一般来说其组织器官及生理功能均已经衰退。气血运行缓慢，且多亏虚。脏腑功能虚弱，尤以肾中精气不足明显。五脏根本不固，呈现一派老态。这是衰老过程中的常态，不是病，所以，无须刻意治疗，但必须精心呵护。药膳食疗是重要的保健手段。老年人的药膳，着重在补，特别是应选补肾的药物和食物制作药膳，制作药膳时，要讲究清淡可口，烹制做到细、碎、软、烂；进食做到少食多餐。

药膳养生的优点

中医养生学强调"治未病"，即防重于治，提出了"天人相应"的整体观理论。而保健的方式，最容易的莫过于食疗药膳养生。

药膳的原料大部分来自人们生活中常用的主、副食品及常见的中草药。它们经过烹饪加工后，既是美味可口的佳肴，又可治病防病、强身健体。另外，因为药膳能防病，避免了去医院的麻烦，省下了医治的

钱，还免去了吃药、打针、手术的痛苦，药膳无疑是代价最小的方式。

药膳虽多是平和之品，但其防治疾病和健身养生的效果却是比较显著的。通过药膳的调理，人的体质会有根本性的增强，从而达到身体健康、延年益寿的效果。

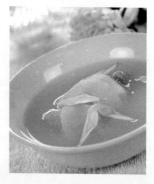

药膳养生的注意事项

药膳具有丰富饮食、保健养生、治病防病等多方面的作用，但在实际运用中要遵循一定的原则。

1.因证用膳
2.因时而异
3.因人用膳
4.因地而异

粥类营养药膳

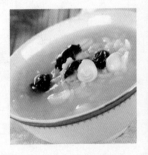

粥类营养药膳是以米、麦等粮谷为主，辅以一定的补益药物经熬煮而成的半流体食品。这类药膳可以用具有药用价值的粮食制成，也可以由药物和粮食合制而成。

粥在我国已有数千年的历史，在传统营养学上占有极重要的地位。经过历代劳动人民的饮食生活实践，粥的制作方法不断发展，种类也在不断增加。如今，它已经成为最受中国家庭欢迎的药膳种类之一。

汤类营养药膳

汤类营养药膳是以肉、蛋、奶、海味等原料为主，辅以一定的补益药物，加足汤水，经小火慢炖细熬而成的较稠厚的汤液。
这类药膳既可以食料喝
汤，也可以弃料喝汤。

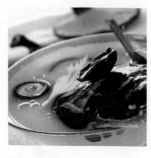

　　汤自古以来即为药
膳中的一个重要组成部
分，是数千年来逐渐形成
的一种饮食文化。把治病
的药物或食物煎熬成汤
液，不仅服食方便，易于
发挥治疗效果，也可减少或避免副作用。

羹类营养药膳

　　羹古称之为"臛"。羹类营养药膳所用的原料多需
细切，如切作细丁、细丝、碎粒等，动物性原料在制羹
前应剔去骨、刺，果品原料当先去皮并剔去果核。

　　羹是一种最普通的食馔，但它所包含的烹饪技
艺、具有的调味功能和食疗作用，远非其他食馔所能
企及，尤其那种灌注于汁液之间又逬释于载体之外的
文化底蕴，更使得碗碗热羹皆获食界垂青。

汁类营养药膳

　　汁类营养药膳是指以蔬菜、水果为原料，有时辅
以一定的中药材，通过榨取、绞取、加热等方式获得
的，是可以直接饮用的一种流质或半流质食品。

　　大量的科学研究证实，把几种果蔬汁按一定的
比例配到一起，或通过煎煮的方法将具有补益作用

的药物与果蔬汁充分融合，这样烹制的汁类药膳不但香甜可口、营养充分，而且具有很大程度上的保健养生作用。

茶类营养药膳

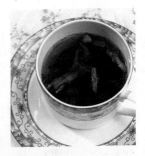

茶为药用，在我国已有2700多年的历史。东汉的《神农本草》，唐代陈藏器的《本草拾遗》，明代顾元庆的《茶谱》等史书，均详细记载了茶叶的药用功效。

现代科学大量实践证明，茶叶含有与人体健康密切相关的生化成分。茶叶不仅具有提神清心、清热解暑、消食化痰、去腻减肥、清心除烦、解毒醒酒、生津止渴、降火明目、止痢除湿等药理作用，还对许多现代疾病有一定的药理功效。茶叶药理功效之多、作用之广，是其他饮料不可替代的。

蜂产品营养药膳

当代医学正逐步从治疗医学向预防医学发展，而蜂产品恰恰在预防医学方面能够充分发挥它的独特作用。在蜂产品中不论蜂蜜、蜂王浆还是蜂花粉，它们的主要功效都是增强人们的自身免疫功能、健身强体、预防疾病，所以蜂产品非常符合养生之道。

最适合青少年的营养药膳

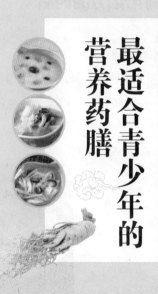

提高记忆力的药膳

粥类药膳5道

1 陈皮核桃粥

药膳配方 粳米150克，陈皮6克，核桃仁20克，冰糖10克，色拉油5克，冷水1500毫升。

【制作程序】

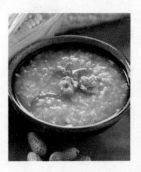

❶粳米淘洗干净，用冷水浸泡半小时，沥干水分备用。

❷陈皮用冷水润透，切丝。

❸核桃仁用色拉油炸香，捞起放入碗中备用。

❹将粳米放入锅内，加入约1500毫升冷水，置旺火上烧沸，再用小火熬煮至八成熟时，加入陈皮丝、核桃仁、冰糖搅匀，继续煮至粳米软烂，即可盛起食用。

药膳功效 本方能够缓解用脑过度，提高记忆力，安神益智。

2 鸡蛋木耳粥

药膳配方 粳米100克，鸡蛋2只，黑木耳30克，菠菜20克，银芽15克，海米10克。姜末5克，盐、味精各1克，高汤500毫升，冷水适量。

【制作程序】

❶ 粳米洗净泡好，放入锅中，加入适量冷水，先用旺火烧沸后，再改用小火慢煮成稀粥，盛起备用。

❷ 鸡蛋摊成蛋皮，切丝；海米洗净，涨发回软备用。

❸ 木耳用冷水泡发回软，择洗干净；银芽、菠菜分别洗净。

❹ 锅中加入高汤，上火烧沸，下入盐、味精和姜末，再下入稀粥、蛋皮丝、黑木耳、银芽、海米、菠菜等食材，煮沸离火，即可盛起食用。

• 药膳功效 补脑益智，提高记忆力。

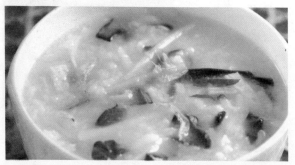

9

3 虾仁蜜桃粥

药膳配方 粳米100克，虾仁30克，水蜜桃半个，苹果半个，小黄瓜1根，奶油球2个，盐1克，白糖3克，冷水1000毫升。

【制作程序】

❶将水蜜桃、苹果去核，洗净，切成丁；小黄瓜洗净，也切成丁。

❷虾仁洗净，去肠泥备用。

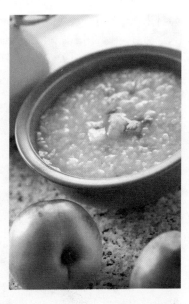

❸粳米洗净、用冷水浸泡好，放入锅中，加入约1000毫升冷水，用旺火烧沸后，改用小火慢煮成稀粥。

❹将虾仁、水果丁全部放入粥中，煮至虾仁熟透，加入奶油球、盐、白糖调味，即可盛起食用。

药膳功效 促进大脑微循环，增强脑记忆功能。

4 🍵 红豆花生红枣粥

⚖ 药膳配方 粳米100克，红豆50克，花生仁50克，红枣5颗，白糖10克，冷水1500毫升。

【制作程序】

❶红豆、花生仁洗净，用冷水浸泡回软。

❷红枣洗净，剔去枣核。

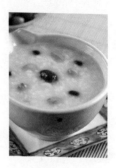

❸粳米淘洗干净，用冷水浸泡半小时，捞出，沥干水分。

❹锅中加入约1500毫升冷水，放入红豆、花生仁、粳米，旺火煮沸后，放入红枣，再改用小火慢熬至粥成，以白糖调味即可。

● 药膳功效 补钙补血，健脑益智，提高记忆力。

5 🍵 白术鲫鱼粥

⚖ 药膳配方 白术10克，鲫鱼30～60克，粳米30克。

【制作程序】

❶白术洗净，煎取汁100毫升。

❷将鱼与粳米煮粥，粥煮好后放入药汁和匀，再根据个人口味加盐或糖调味食用。

● 药膳功效 补血补钙，明目安神，增强记忆力。

🍵 汤类药膳 4 道

1 🍲 金针章鱼萝卜汤

药膳配方 金针19克，银耳19克，章鱼干75克，猪瘦肉300克，青萝卜225克，胡萝卜300克，姜2片，盐适量，冷水适量。

【制作程序】

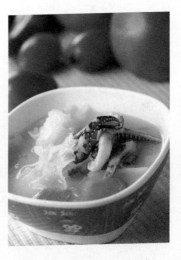

❶金针和银耳用水浸片刻，清洗干净；章鱼干用水浸软后，清洗干净。

❷洗干净猪瘦肉，余烫后再冲洗干净。

❸青萝卜和胡萝卜去皮，洗净，切厚块。

❹煲滚适量水，放入金针、银耳、章鱼干、猪瘦肉、青萝卜、胡萝卜和姜片，水滚后改文火煲约2小时，下盐调味即成。

药膳功效 补脑健脑，促进智力发育，调节血液酸碱度。

2 桂圆肉益智鸽蛋汤

药膳配方 桂圆肉50克，益智仁10克，枸杞50克，陈皮1块，鸽蛋4只，乳鸽1只，盐少许，冷水适量。

【制作程序】

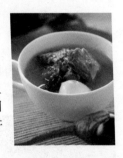

❶将乳鸽洗净，去毛、内脏；桂圆肉、益智仁、枸杞和陈皮分别浸洗干净；鸽蛋隔水蒸熟，去壳。

❷瓦煲内加入适量清水，先用文火煲至水开，然后放入以上全部用料，待水再滚起，改用中火继续煲3小时左右，以少许盐调味，即可以佐膳饮用。

药膳功效 补脾强心，益气养血，消除健忘。

3 枸杞天麻羊脑炖汤

药膳配方 枸杞50克，天麻10克，羊脑1副。

【制作程序】

❶将羊脑洗净，枸杞、天麻漂净，共放砂锅内。

❷加适量水，放入料酒及生姜，以文火炖熟，加盐调味即可。

药膳功效 促进造血，提高耐低氧能力，提高记忆力。

4 人参鸡菇汤

药膳配方 母鸡1只，人参15克，金针菇25克，料酒、盐少许，冷水适量。

【制作程序】

① 将鸡去毛及内脏后洗净；人参洗净装鸡腹内；金针菇清洗干净。

② 一同放入大砂锅内，加水、料酒及盐，用武火煮沸，改文火煨至鸡肉酥烂即可。

药膳功效 增强反应能力，提高记忆力，提高注意力。

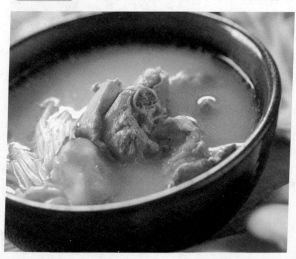

🍂 羹类药膳5道

1 🍂 醋烧鳜鱼羹

⚖ 药膳配方 鳜鱼200克，海参100克，熟火腿50克，冬笋30克，鸡蛋1只，香菜末、葱末各3克，醋4克，料酒10克，盐5克，鸡精1.5克，白胡椒粉1克，淀粉20克，色拉油12克，冷、热水适量。

【制作程序】

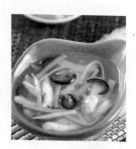

❶ 鸡蛋打入碗中，捞出蛋黄，将蛋清搅散备用。

❷ 鳜鱼去骨去刺，取肉切成条，放入器皿中加入盐、淀粉和蛋清上浆入味，将鱼头、鱼骨放入蒸锅中煮熟，鱼汤留用。

❸ 将冬笋、海参、熟火腿切成丝，分别倒入开水中焯一下，捞出，沥干水分；香菜洗净，切末。

❹ 坐锅点火，放入色拉油，油至五成热时放入鱼条，捞出沥干油装入盘中，再将鱼汤放入锅中，开锅后加入海参丝、冬笋丝、火腿丝、鱼条，下入料酒、鸡精、白胡椒粉、盐、葱末、香菜末等调味，用水溶淀粉勾芡成羹，出锅后滴入醋即可。

🍃 药膳功效 健脾养胃，促进食欲，提高记忆力。

2 豆蔻陈皮鲫鱼羹

药膳配方 鲫鱼4条，草豆蔻10克，陈皮5克，姜4片，胡椒粉3克，冷水适量。

【制作程序】

① 鲫鱼刮鳞去鳃，去除内脏，用冷水冲洗干净。

② 草豆蔻研成粉末，放入鲫鱼肚内，涂抹均匀；陈皮浸软，刮洗干净。

③ 锅中加入适量冷水，将鲫鱼、陈皮、生姜一起放入，先用旺火煮沸，然后改小火煲约2小时，撒上胡椒粉，即可盛起食用。

药膳功效 补脑健身，润肺止咳，提高记忆力。

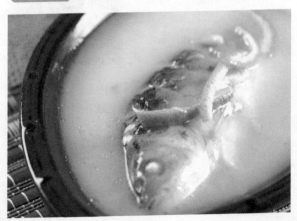

3 🍲 鱿鱼豆腐羹

药膳配方 鱿鱼、豆腐各100克，虾仁50克，草菇20克，盐2克，味精1克，酱油5克，色拉油10克，湿淀粉25克，高汤500毫升，冷水适量。

【制作程序】

❶鱿鱼洗净，切成小丁，加入酱油和适量色拉油拌匀；虾仁洗净，去除泥肠备用。

❷豆腐切小丁，放入开水中氽烫一下，切丁；草菇洗净，切丁。

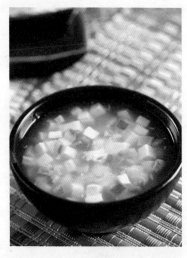

❸坐锅点火，入色拉油烧热，加入高汤，先加入鱿鱼丁、草菇丁和虾仁煮开，然后放入豆腐丁，待各材料熟透以后，下盐、味精调味，以湿淀粉勾稀芡，出锅装碗即可。

• **药膳功效** 本方具有健脾养胃、补钙补血的作用，可促进食欲、提高记忆力。

4 虾仁豆腐羹

药膳配方 虾仁150克，豆腐2块，猪肉50克，冬笋1根，香菇5个，盐5克，味精2克，料酒6克，淀粉10克，色拉油8克，冷水适量。

【制作程序】

① 豆腐切小块，放入开水中余烫一下，去除豆腥味；冬笋洗净，斜刀切片，焯水烫透，捞出，沥干水分备用；香菇泡发回软，去蒂，洗净，切小丁。

② 猪肉洗净，切丝，加入适量淀粉、料酒、盐腌渍15分钟；虾仁洗净，去除泥肠备用。

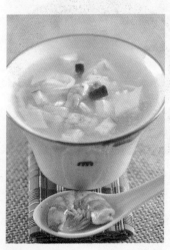

③ 坐锅点火，入色拉油烧热，加猪肉丝、香菇丁、冬笋片煸炒至熟。

④ 锅内加入约500毫升冷水，煮沸后加入虾仁、豆腐块、盐、味精和料酒，再用淀粉加水勾芡，即可盛起食用。

• 药膳功效 本方具有补脑强身的作用，可提高记忆力。

5 黄鱼海参羹

药膳配方 大黄鱼肉100克,水发海参80克,火腿10克,鸡蛋2只,料酒6克,盐3克,大油、色拉油各15克,葱末3克,湿淀粉10克,味精、胡椒粉各1克,高汤300毫升。

【制作程序】

❶大黄鱼肉及水发海参切成小方厚片;火腿切末,放入蒸锅内蒸熟。

❷鸡蛋打入碗中,用筷子搅拌均匀。

❸热锅放入色拉油,烧至五成热时,放入葱末爆香,随即加入料酒、高汤、海参片、黄鱼片及胡椒粉,烧沸后放入盐、

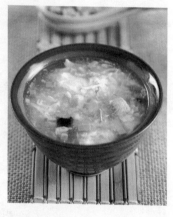

味精略煮,缓缓倒入鸡蛋,待各食材熟透时倒入湿淀粉勾稀芡,离火,倒入碗中,淋上大油,撒上火腿末,即可食用。

药膳功效 安神醒脑,提高记忆力,补肾益气。

汁类药膳 3 道

1 猕猴桃西芹汁

药膳配方 猕猴桃1个，西芹1根，菠萝1/4个，蜂蜜15克，凉开水100毫升。

【制作程序】

❶ 西芹洗净，切成小段；猕猴桃去皮取瓤，切成小块；菠萝切成块。

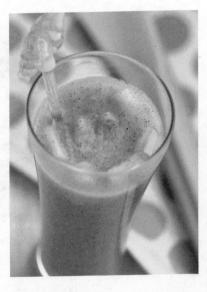

❷ 猕猴桃块、西芹段、菠萝块放入榨汁机中，加入凉开水一起榨汁。

❸ 将榨好的蔬果汁倒入杯中，加入蜂蜜搅拌均匀，即可直接饮用。

药膳功效 本方具有健脾养胃的作用，可促进食欲、提高记忆力。

2 ⚬ 香蕉麦芽汁

⚖ 药膳配方 麦芽30克，香蕉1只，果醋25克，冷水适量。

【制作程序】

❶ 香蕉去皮，切成小块；麦芽冲洗干净。
❷ 把香蕉块和麦芽放入榨汁机中，搅打成汁后倒入杯中，加入果醋拌匀，即可直接饮用。

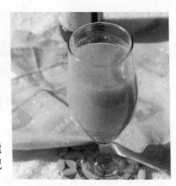

● 药膳功效 本方能够补脑健身，提高记忆力。

3 ⚬ 蜂蜜菠萝汁

⚖ 药膳配方 菠萝1个，盐5克，蜂蜜10克。

【制作程序】

❶ 将菠萝去皮，菠萝肉切成大块，装入大碗内。
❷ 碗中加入盐、蜂蜜，搅拌均匀，腌渍出菠萝汁，盛入杯中，即可饮用。

● 药膳功效 本方能够提神醒脑，增强记忆力。

蜂产品药膳 2 道

1 蜂蜜益智单方饮

 药膳配方 蜂蜜。

【制作程序】

将蜂蜜用温开水调匀。

【服食方法】

每日服50克。

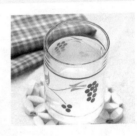

药膳功效 本方具有提高记忆力，防止便秘的作用。

2 蜂蜜花生奶

药膳配方 蜂蜜40克，牛奶200毫升，花生30克。

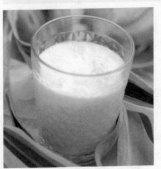

【制作程序】

将花生浸泡后捣烂；再将牛奶煮沸，加入花生后再煮1～2开，停火稍待一会儿兑入蜂蜜即可。

药膳功效 本方具有健脾养胃的作用，可促进食欲、提高记忆力。

缓解考试紧张情绪的药膳

粥类药膳 4 道

1 冰糖绿豆苋菜粥

药膳配方 粳米100克，绿豆、苋菜各50克，冰糖10克，冷水1500毫升。

【制作程序】

❶绿豆、粳米淘洗干净，绿豆在冷水中浸泡3小时，粳米浸泡半小时，捞起，沥干水分。

❷苋菜洗净，切5厘米长的段。

❸锅中加入约1500毫升冷水，将绿豆、粳米依次放入，置旺火上烧沸，改用小火熬煮40分钟，加入苋菜段、冰糖，再继续煮10分钟，即可盛起食用。

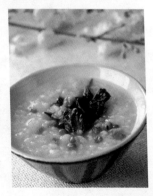

• 药膳功效 清暑解热，除烦止渴，缓解紧张情绪。

2 🍃 杨梅绿豆粥

药膳配方 糯米150克，绿豆50克，杨梅10颗，
白糖15克，冷水2000毫升。

【制作程序】

❶ 糯米、绿豆淘洗干净，用冷水浸泡3小时，捞出、
沥干水分。

❷ 杨梅漂洗干净。

❸ 锅中加入约2000毫升冷水，将糯米和绿豆一同放
入，先用旺火烧沸，再用小火煮至米花、豆烂，加杨
梅、白糖搅拌均匀，盛入碗中即可。

药膳功效 清热解毒，生津止渴，降低血压，缓解紧
张情绪。

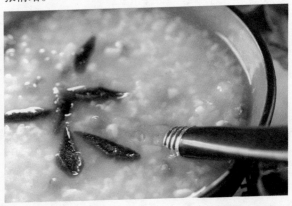

3 ❧ 八宝莲子粥

药膳配方 糯米150克，莲子100克，青梅、桃仁各30克，小枣40克，瓜子仁20克，海棠脯50克，瓜条30克，金糕50克，白葡萄干20克，白糖150克，糖桂花30克，冷水2000毫升。

【制作程序】

❶ 糯米洗净，用冷水浸泡发胀，放入锅中，加入约2000毫升冷水，用旺火烧沸后，改用小火慢煮成稀粥。

❷ 小枣用温水浸泡1小时，洗净；莲子去皮，挑去莲心，放入凉盆中，与小枣一同入笼蒸半小时。

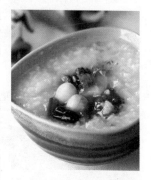

❸ 桃仁用开水发开，剥去黄皮，切成小块；青梅切成丝；瓜条切成小片；瓜子仁用冷水洗净沥干；海棠脯切成圆形薄片；白葡萄干用水浸泡后洗净沥干；金糕切成丁。

❹ 白糖加冷开水和糖桂花调成汁。

❺ 将制成的所有辅料摆在粥面上，入冰箱冷却，盛起食用时将糖桂花汁淋在上面即成。

药膳功效 补充营养，清热除烦，缓解紧张情绪。

4 佛手柑粥

药膳配方 粳米100克，佛手柑30克，白糖5克，冷水1000毫升。

【制作程序】

❶ 将佛手柑洗净。

❷ 粳米淘洗干净，用冷水浸泡半小时，捞出，沥干水分。

❸ 取锅加入约 1000 毫升冷水，加入佛手柑，煮沸约 5 分钟，滤去佛手柑，将粳米放入汁中，用旺火煮开，再改用小火熬煮成粥，以白糖调好味，再稍焖片刻，即可盛起食用。

药膳功效 杀菌抗病，缓和沮丧、紧张情绪。

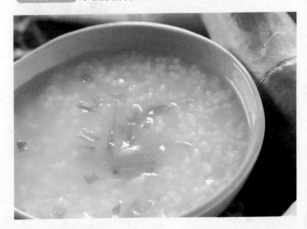

☞ 汤类药膳 4 道

1 ☞ 南瓜牛肉汤

药膳配方 南瓜250克，牛肉125克，盐适量，冷水1000毫升。

【制作程序】

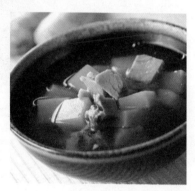

❶ 将南瓜削皮，洗净，切成3厘米左右的方块，放在锅内。

❷ 将牛肉剔去筋膜，洗净，切成2厘米见方的块，先在沸水锅内焯一下捞出，放入另一锅内，加入清水约1000毫升，置武火上煮沸后，加入南瓜，以文火同煮约2小时，待牛肉烂熟后加少许盐调味即成。

● 药膳功效 补充营养，清热除烦，缓解紧张情绪。

【注意事项】

南瓜不宜服食过量，否则易致腹胀。

2 人参当归猪心汤

药膳配方 人参3克，当归5克，猪心1个，盐少许。

【制作程序】

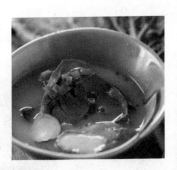

❶ 人参、当归分别研成粗末，填入剖开洗净的猪心内。

❷ 放在砂锅中加适量水，用文火炖熟，入盐调味即可。

药膳功效 镇静，催眠，缓解紧张情绪。

3 金针菜响螺汤

药膳配方 金针菜25克，姜1片，响螺（干品）100克，盐少许，冷水适量。

【制作程序】

❶将金针菜用清水冲洗干净；响螺切片；姜洗净切片。

❷加适量清水入瓦煲，烧沸后放入全部用料，以中火将汤煲约3个小时，用盐调味即可饮用。

药膳功效 补脑健脑，调节血液酸碱度，缓解紧张情绪。

4 当归天麻羊脑汤

药膳配方 当归20克，天麻30克，桂圆肉20克，羊脑2副，生姜3片，盐5克，热水500毫升。

【制作程序】

①将当归、天麻、桂圆肉洗净，浸泡。

②将羊脑轻轻放入清水中漂洗，去除表面黏液，撕去表面黏膜，用牙签或镊子挑去血丝筋膜，洗净，用漏勺装着放入沸水中稍烫即捞起。

③将以上原料置于炖盅内，注入沸水500毫升，加盖，隔水炖3小时，加盐调味。虚寒者可加少许酒调服。

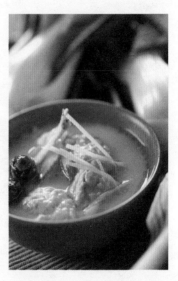

药膳功效 清热解毒，生津止渴，降低血压，缓解紧张情绪。

【注意事项】

阴虚阳亢之头痛者慎用。

羹类药膳 4 道

1 五丁羹

⚖ 药膳配方 熟鸡肉50克，水发玉兰片30克，水发口蘑、水发海参各25克，叉烧肉20克，鸡油3克，胡椒粉1克，香菜4克，淀粉10克，料酒5克，味精1克，酱油3克，醋2克，猪骨头汤450毫升，冷水适量。

【制作程序】

❶ 将熟鸡肉、水发玉兰片、水发口蘑、水发海参、叉烧肉分别切成小丁；香菜择洗干净，切成碎末；淀粉用适量冷水调成稀芡汁。

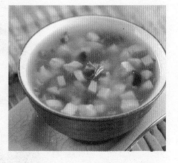

❷ 猪骨头汤倒入锅内，放在旺火上，把切好的五种小丁和料酒、酱油、醋、味精等一同放入汤内，翻搅几下，加盖焖煮。

❸ 汤烧沸以后倒入芡汁，再翻搅几下，撒上胡椒粉、香菜末，倒入汤碗内，滴上鸡油即成。

• 药膳功效 清热解毒，生津止渴，降低血压，缓解紧张情绪。

2 🍲 香菇鸡丝羹

药膳配方 鸡肉300克，韭黄50克，香菇25克，生抽、老抽各5克，色拉油6克，白糖2克，料酒、香油各3克，胡椒粉1克，盐1.5克，荸荠粉20克，姜1片，大葱1根，高汤1200毫升，冷水适量。

【制作程序】

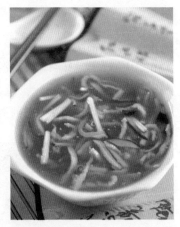

❶香菇用冷水浸软，去蒂，挤干水，切丝；韭黄洗净，切短段；大葱切段。

❷鸡肉洗净，盛盘中，加入姜片、大葱段蒸15分钟至熟，等冷后去皮，鸡肉撕成细条。

❸锅内入色拉油烧热，洒入料酒，加入高汤、香菇丝、鸡肉条煮滚约5分钟，用生抽、老抽、白糖、盐调好味。

❹荸荠粉加冷水调成芡汁，倒入锅中勾芡，然后下韭黄段拌匀，淋入香油，撒上胡椒粉，即可盛起食用。

● **药膳功效** 清暑解热，除烦止渴，缓解紧张情绪。

3 火腿冬瓜羹

药膳配方 净冬瓜500克，熟火腿50克，火腿骨100克，盐6克，味精2克，清汤750毫升，冷水适量。

【制作程序】

❶熟火腿批成薄片10片；冬瓜削皮去子，洗净，切成5厘米长、0.3厘米厚的片。

❷炒锅放入清汤，置旺火上烧沸，放入火腿骨，煮沸3分钟左右，加入冬瓜片，烧至呈玉白色时，把火腿骨捞出，撇去泡沫。

❸在羹中加入盐、味精，出锅盛入碗中，整齐地放上熟火腿片即可。

药膳功效 清热解毒，生津止渴，降低血压，缓解紧张情绪。

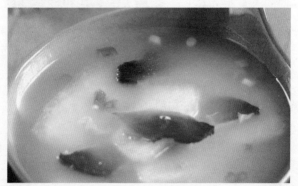

4 菊花黄鱼羹

药膳配方 黄鱼1条（约500克），香菇、冬笋各50克，熟火腿20克，豆腐160克，鸡蛋2只。大白菊10克，淀粉15克，色拉油、香菜各5克，香油、盐各3克，胡椒粉1克，酱油6克，料酒、醋各4克，葱段4克，姜2片，鸡汤1000毫升，冷水适量。

【制作程序】

❶ 黄鱼刮去鳞片，去头、尾、内脏，洗净，用葱段、姜片、料酒、盐腌制10分钟，上笼蒸6分钟，取出备用。

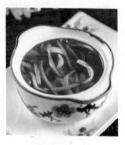

❷ 香菇泡发回软，去蒂，洗净，切成细丝；冬笋洗净切成丝；熟火腿也切成细丝；鸡蛋打入碗中，用筷子搅匀备用。

❸ 豆腐切小丁，放入开水中汆烫一下，去除豆腥味。

❹ 炒锅烧热，加色拉油置于旺火上，投入葱段煸炒出香味，加入鸡汤煮沸，加入料酒、冬笋丝、香菇丝、香菜，再次煮沸后，将鱼肉同蛋液、豆腐丁一起下锅，加酱油、盐、香油、醋搅匀，起锅装盘，撒上菊花、熟火腿丝和胡椒粉即可。

药膳功效 本方能够安神益智，滋补强身，缓解紧张情绪。

汁类药膳 2 道

1 甘蔗西芹汁

药膳配方 甘蔗500克，西芹2根，菠菜2棵，胡萝卜2根，牛奶300毫升。

【制作程序】

❶ 甘蔗去皮，切成小块，放入榨汁机中搅打，滤渣取汁备用。

❷ 胡萝卜洗净，切成小块；西芹、菠菜洗净，切段。

❸ 将胡萝卜、西芹、菠菜和榨好的甘蔗汁一起放入榨汁机中，搅打成汁。

❹ 将菜汁倒入杯中，注入牛奶拌均匀，直接饮用即可。

药膳功效 补糖安神，清热除烦，缓解紧张情绪。

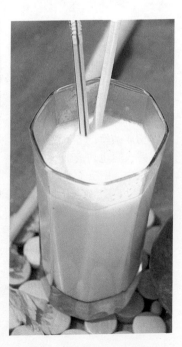

2 西红柿苹果汁

药膳配方 西红柿1个，苹果1个，白糖5克，温开水适量。

【制作程序】

❶将西红柿洗净，用开水烫一下后剥皮，用榨汁机或消毒纱布把汁挤出。

❷苹果洗净，削皮，放入榨汁机中搅打成汁，兑入西红柿汁中。

❸果汁中下入白糖调匀，冲入温开水，直接饮用即可。

药膳功效 清热解毒，生津止渴，降低血压，缓解紧张情绪。

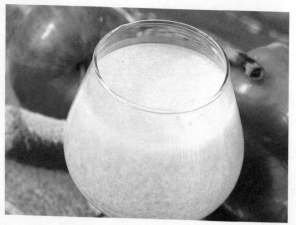

☙ 茶类药膳 1 道

1 ☙ 菊槐绿茶饮

⚖ 药膳配方 菊花5克，槐花5克，绿茶5克，沸水250毫升，冷水适量。

【制作程序】

❶菊花、槐花用冷水漂洗干净。

❷将菊花、槐花、绿茶放入杯内，加入沸水，闷泡5分钟，即可饮用。

• 药膳功效 清肝明目，利咽消肿，安神醒脑，缓解紧张情绪。

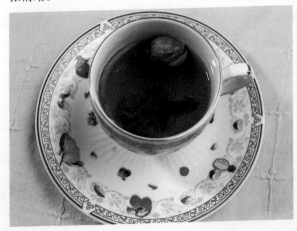

蜂产品药膳 2 道

1 蜂蜜柠檬

⚖ 药膳配方 蜂蜜40克，柠檬1只，茶末适量。

【制作程序】

茶水煮浓汁约500毫升；柠檬洗净，榨汁，倒入温浓茶汁中，搅匀冷却后再加入蜂蜜调匀。

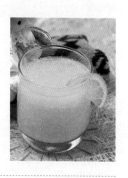

【服食方法】

每日1剂，长期服用。

● 药膳功效 本方有镇定安神作用，能够舒缓神经，放松心情。

2 冰镇蜂蜜

⚖ 药膳配方 蜂蜜，冰块。

【制作程序】

凉开水1杯，加1～2勺蜂蜜拌匀后放入冰块。

【服食方法】

每日2杯。

● 药膳功效 本方能舒缓神经，放松心情。

提高视力的药膳

粥类药膳 4 道

1 南瓜百合粥

药膳配方 粳米100克，南瓜150克，百合75克，盐1克，味精1克，冷水适量。

【制作程序】

❶ 粳米淘洗干净，用冷水浸泡半小时，捞出，沥干水分。

❷ 南瓜去皮、子，洗净切块。

❸ 百合去皮，洗净切瓣，焯水烫透，捞出，沥干水分。

❹ 锅中加入适量冷水，将粳米放入，用旺火烧沸，再下入南瓜块，转小火煮约半小时，下入百合及盐、味精，煮至粥稠，即可盛起食用。

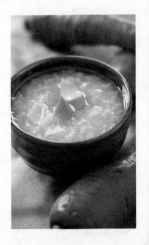

药膳功效 清肝明目，防治夜盲症。

2 鸡肝小米粥

药膳配方 小米100克，雄鸡肝1副，菟丝子15克，盐3克，料酒10克，味精、酱油各2克，冷水1000毫升。

【制作程序】

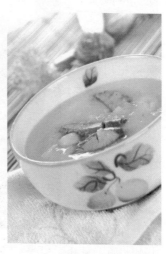

❶ 将雄鸡肝去鸡胆，清洗干净，切成极薄的片，放入碗内，加料酒、酱油拌匀，腌制入味，备用。

❷ 菟丝子用冷水洗净，沥干水分，切成碎末。

❸ 小米用适量温水浸软，然后用冷水淘洗干净，倒入煮锅，加入约1000毫升冷水，置于旺火上煮沸，然后加入菟丝子末、鸡肝片，用小火慢慢熬煮。

❹ 待小米将熟时，放入盐、味精调味，继续煮一二沸，即可盛起食用。

药膳功效 补脾养胃，清肝明目。

3 桂圆枸杞粥

药膳配方 粳米100克，桂圆肉15克，枸杞10克，红枣4颗。冰糖10克，冷水1000毫升。

【制作程序】

❶ 粳米淘洗干净，用冷水浸泡半小时，捞出，沥干水分。

❷ 枸杞用温水泡至回软，洗净捞出，沥干水分；红枣洗净，去核；桂圆肉洗净。

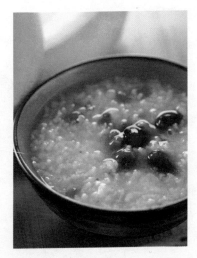

❸ 锅中加入约1000毫升冷水，将粳米放入，烧沸10分钟后下入桂圆肉、枸杞、红枣，然后转小火熬煮。

❹ 见粥变稠时下入冰糖拌匀，再稍焖片刻，即可盛起食用。

药膳功效 滋阴润燥，清肝明目，能够治疗眼结膜炎。

4 核桃芝麻百合粥

药膳配方 粳米100克，黑芝麻25克，核桃仁40克，干百合20克，冰糖15克，冷水1000毫升。

【制作程序】

❶粳米淘洗干净，浸泡半小时，沥干水分备用。

❷黑芝麻淘洗干净；核桃仁洗净。

❸百合去皮，洗净切瓣，焯水烫透，捞出，沥干水分。

❹锅中注入约1000毫升冷水，将粳米、百合放入，用旺火烧沸后，放入核桃仁和黑芝麻，改用小火熬成稀粥，然后下入冰糖拌匀，再稍焖片刻，即可盛起食用。

• 药膳功效 本方能够补血益气，清肝明目，改善大脑生理功能，提高视力。

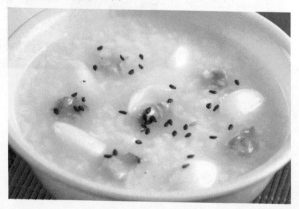

汤类药膳6道

1 枸杞叶紫鱼汤

药膳配方 枸杞枝叶50克，紫鱼片10克，盐、味精少许，鸡骨头1副，冷水1500毫升。

【制作程序】

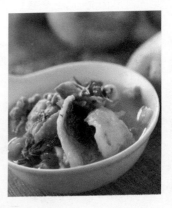

❶ 摘取枸杞嫩芽、叶片及枝条，洗净待用。

❷ 将鸡骨头洗净加入1500毫升水；枸杞枝条切成小段。

❸ 上二味和紫鱼片一起放入锅中，煮至余1200毫升时用纱布过滤为高汤。高汤入锅中煮沸后，加入枸杞嫩叶，以武火煮沸。

❹ 加放少许盐、味精调味即可食用。

药膳功效 清热解毒，适用于肝火上炎，目赤疼痛者。

【注意事项】

高血压眩晕见神疲乏力、心慌惊悸、面色少华、舌淡、脉细者，不宜服用本方。

2 蛤蜊汤

药膳配方 带壳蛤蜊250克（蛤蜊肉125克即可），胡萝卜50克，土豆30克，川芎10克，洋葱20克，盐少许，冷水适量。

【制作程序】

❶将川芎切成薄片备用；洋葱对切两刀，分成四大瓣。

❷将胡萝卜、土豆削去外皮的1/2（保留1/2的皮，取皮的营养），切成丁块备用。

❸将带壳蛤蜊洗净，做吐沙处理，备用。

❹汤锅注水煮沸后，放进川芎、胡萝卜块、土豆块、洋葱瓣，煮30分钟。待蔬菜均熟软后，加进蛤蜊，煮至壳开，在汤里撒进适量盐即可。

• 药膳功效 滋阴明目，化痰。

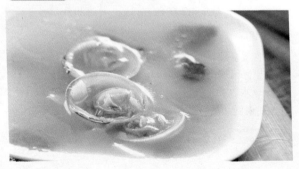

3 牛肝枸杞汤

药膳配方 牛肝200克，枸杞15克，冷水适量。

【制作程序】

❶ 将牛肝洗净，去筋膜，切片。

❷ 将牛肝与枸杞同入锅内，加水以文火煮汤，煮至肝熟即成。

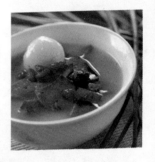

药膳功效 能补肝养血明目，用于血虚所致夜盲、视力下降。

4 生熟地蝉花羊肝汤

药膳配方 生地黄30克，熟地黄30克，蝉花20克，羊肝400克，猪瘦肉200克，盐3克；冷水2000毫升。

【制作程序】

❶生地黄、熟地黄、蝉花洗净，浸泡。

❷羊肝、猪瘦肉洗净，切片。

❸ 将冷水2000毫升放入瓦煲内，煮沸后加入以上用料，武火煲滚后，改用文火煲3小时，加盐调味即可。

药膳功效 清热消暑，养血益气，补肾健脾，滋肝明目。

5 桂圆荔枝枸杞牛肉汤

药膳配方 牛肉125克，桂圆肉、荔枝肉5克，枸杞20克，盐少许。

【制作程序】

① 将牛肉洗净，切块。

② 汤锅内注入4~5碗水，煮沸后放进牛肉块和枸杞。

③ 煮至滚沸后，加进桂圆肉、荔枝肉，将炉火调成文火煲煮1小时。待牛肉熟软后，加入适量盐调味即可。

药膳功效 补血益气，改善大脑生理功能，提高视力。

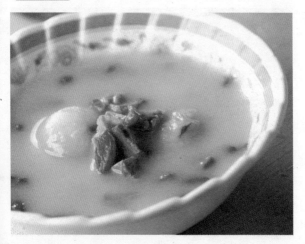

6 枸杞菊花地黄羊肾汤

药膳配方 枸杞、淮山药各10克，杭菊花20克，熟地黄20克，羊肾100克，冷水适量。

【制作程序】

① 将羊肾剖开两半，挑去白脂膜，洗净，切片；其他用料洗净。

② 将上述用料放入锅内，加冷水，文火煮2小时即可。

药膳功效 清热养肝，可用于治疗近视。本方对老花眼、肝肾亏损、视物昏朦、腰酸耳鸣、眼睛干涩、夜尿频繁、口干口渴、眩晕眼花等病症均具疗效。

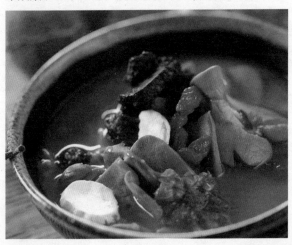

🥄 羹类药膳 4 道

1 🥄 蔬香牛肉羹

⚖️ 药膳配方 牛肉100克，菠菜50克。葱末3克，盐1.5克，味精1克，色拉油3克，湿淀粉25克，清汤500毫升，冷水适量。

【制作程序】

❶将牛肉洗净，剁成末，在沸水锅中焯水备用。

❷菠菜洗净，也剁成末。

❸锅内加入色拉油烧热，用葱末爆香，倒入清汤，加入牛肉末、菠菜末、盐、味精，同煮2分钟，去掉浮沫，用湿淀粉勾稀羹，即可出锅。

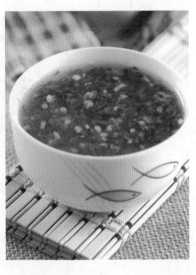

• 药膳功效 促进上皮组织的生长分化，维持正常视觉。

2 鳗鱼羹

药膳配方 海鳗150克，香菇50克，黑木耳25克，芦笋、四季豆各40克，鸡蛋1只，葱末3克，蒜蓉5克，淀粉10克，五香粉6克，盐4克，酱油10克，香油8克，湿淀粉30克，胡椒粉1克，高汤1000毫升，冷水适量。

【制作程序】

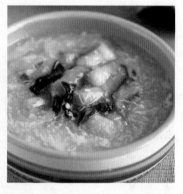

❶ 鸡蛋打入碗中，用筷子搅散备用。

❷ 海鳗处理好后切长条，用五香粉、盐、香油腌渍数分钟后，放入蛋液拌匀，再沾上淀粉，下油锅炸酥。

❸ 香菇、黑木耳泡发后洗净切细丝；芦笋去老皮，洗净切段；四季豆择洗干净。

❹ 锅中爆香蒜蓉，加入高汤，放香菇、黑木耳丝、芦笋段、四季豆、海鳗条一起煮滚，然后加入盐、酱油，用湿淀粉勾芡，淋上香油，撒上葱末、胡椒粉即可。

药膳功效 保护眼睛，提高视力。

3 🥄 蛋液鲫鱼羹

药膳配方 鲫鱼1条（约300克），鸡蛋4只，盐2克，料酒3克，味精1.5克，酱油10克，香油4克，葱末3克，姜末2克，清汤200毫升，冷水适量。

【制作程序】

❶ 将鲫鱼去鳞、鳃、内脏，清洗干净，用开水烫一下，捞出，用净布拭干水分。

❷ 将鸡蛋打入大碗内，用筷子搅匀，加入盐、料酒、味精和清汤，再搅匀。

❸ 鲫鱼放入蛋液中间，上屉蒸15分钟，待蛋羹定型时，取出。

❹ 用酱油、香油、葱末、姜末和剩余清汤调成汁，淋入蛋羹碗内即可。

药膳功效 清热解毒，利尿散结，养肝明目。

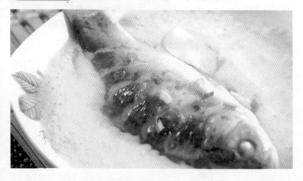

4 鱼丝蛋蓉羹

药膳配方 青鱼中段200克，鸡蛋2只，香菇20克。葱段10克，葱末5克，料酒8克，湿淀粉30克，大油12克，盐3克，味精2克，香油3克，胡椒粉1.5克，高汤200毫升，冷水适量。

【制作程序】

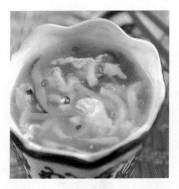

❶ 将青鱼中段剖开，刮鳞去皮，去内脏、骨刺，批成薄片，再切成细丝。

❷ 香菇泡发回软，去蒂，洗净，切成细丝；鸡蛋打入碗内，用筷子搅散。

❸ 坐锅点火，入大油烧热，下葱段煸炒出香味，加入高汤，捞出葱段，再放入料酒、盐、味精、鱼丝、香菇丝，用旺火烧沸后，下湿淀粉勾稀芡，再将鸡蛋液淋入锅中，边淋边用菜勺轻轻推动。

❹ 蛋液搅匀后，撒上胡椒粉，淋上香油，出锅装碗，再撒上葱末即成。

药膳功效 本方能够补血益气，清肝明目，改善大脑生理功能。

🍵 汁类药膳 1 道

1 🍵 胡萝卜菠菜柠檬汁

🛡 药膳配方 胡萝卜2根，菠菜4棵，柠檬1/2个，蜂蜜15克，凉开水50毫升。

【制作程序】

❶ 胡萝卜洗净，切成块；菠菜洗净，切段；柠檬去皮，果肉切块。

❷ 将胡萝卜块、菠菜段、柠檬块放入榨汁机中，搅打成汁后倒入杯中。

❸ 汁中加蜂蜜拌匀，倒凉开水，即可直接饮用。

🔴 药膳功效 防治近视眼。

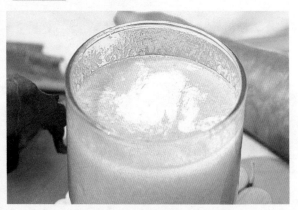

茶类药膳 2 道

1 菊花龙井茶

 药膳配方 菊花10克，龙井茶3克。

【制作程序】

上二味用沸水冲泡5～10分钟即可。

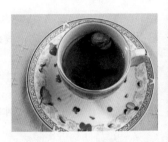

药膳功效 疏风，清热，明目。适用于肝火盛所引起的赤眼病，畏光等症（包括急性结膜炎）。

2 莲花茶

药膳配方 黄连（酒炒）、天花粉、菊花、川芎、薄荷叶、连翘各30克，黄柏（酒炒）180克，茶叶350克，热水适量。

【制作程序】

上药共制粗末，和匀，用滤泡纸袋包装，每袋5克。每日3次，每次取1袋，以沸水泡闷10分钟，饮服。

药膳功效 清热泻火，祛风明目。适用于两眼赤痛，紧涩畏光，赤眩贯睛，大便秘结等症状。

🐝 蜂产品药膳 2 道

1 🍵 玉竹薄荷蜜饮

药膳配方 白蜜5克，玉竹3克，薄荷叶2片，生姜1片，冷水适量。

【制作程序】

以上各味共同煎汤。

【服食方法】

每日1剂，饭后临睡前饮用。

药膳功效 本方能够清热祛火，平肝潜阳，提高视力。

2 🍵 菊花麦冬蜂蜜饮

药膳配方 蜂蜜50克，菊花40克，麦冬20克，冷水2000毫升。

【制作程序】

冷水加入菊花、麦冬，煮沸后保温30分钟，过滤后加入蜂蜜搅匀。

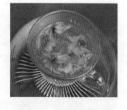

【服食方法】

每日2次。

药膳功效 本方能够清热祛火，平肝潜阳，保护视力。

促进骨骼发育的药膳

❧ 粥类药膳 5 道

1 白扁豆粥

药膳配方 粳米100克，鲜白扁豆120克，冰糖10克，冷水1500毫升。

【制作程序】

❶粳米淘洗干净，用冷水浸泡半小时，捞出，沥干水分。

❷鲜白扁豆冲洗干净。

❸取锅加入约1500毫升冷水，放入粳米，先用旺火煮沸，再下入鲜白扁豆，改用小火熬煮成粥。

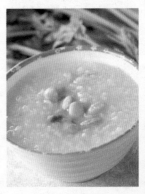

❹粥内加入冰糖，搅拌均匀，稍焖片刻，待冰糖溶化，即可盛起食用。

药膳功效 补钙壮骨，促进骨骼发育。

2 鲮鱼黄豆粥

药膳配方 粳米150克，鲮鱼（罐头）100克，黄豆50克，豌豆粒20克，葱末3克，姜末2克，盐1.5克，味精、胡椒粉各1克，冷水2000毫升。

【制作程序】

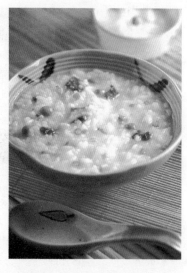

❶黄豆洗净，浸泡3小时，捞出，用沸水焯烫，除去豆腥味。

❷粳米洗净，用冷水浸泡半小时，捞出，沥干水分。

❸豌豆粒洗净，焯水烫透备用。

❹锅中放入粳米、黄豆和约2000毫升冷水，上旺火煮沸，转小火慢煮1小时，待粥黏稠时，下入鲮鱼、

豌豆粒及盐、味精、胡椒粉，搅拌均匀，撒上葱、姜末，出锅装碗即可。

药膳功效 补钙益智，促进骨骼发育。

3 花生猪骨粥

药膳配方 粳米100克，花生仁100克，猪骨300克，香菜50克，大油20克，胡椒粉2克，香油5克，盐3克，开水、冷水各适量。

【制作程序】

① 粳米淘洗干净，用冷水浸泡半小时，捞出，沥干水分。

② 猪骨洗净，敲断成小块。

③ 花生仁放入碗内，用开水浸泡20分钟，剥去外皮；香菜择洗干净，切成小段。

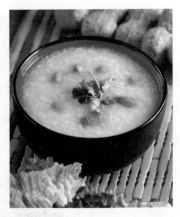

④ 把锅置火上，放入猪骨块、大油和适量水，用旺火烧沸后，继续烧煮约1小时，至汤色变白时，捞出猪骨，下粳米和花生仁，用旺火烧沸，改小火继续熬煮约45分钟。

⑤ 煮至米粒开花、花生仁酥软时，放盐搅拌均匀，淋入香油，撒上胡椒粉、香菜段，即可盛起食用。

药膳功效 补钙壮骨，促进骨骼发育。

4 🥄 鸡肉白薯粥

药膳配方 粳米100克，白薯200克，鸡肉75克，青豆30克，胡萝卜30克，海米20克，荸荠3个，蒜头2个，盐2克，胡椒粉1.5克，味精1克，冷水1500毫升。

【制作程序】

❶ 鸡肉洗净，切成粒；荸荠洗净去皮，切成粒；白薯、胡萝卜洗净切粒。

❷ 海米洗净，胀发回软；蒜头捣碎备用。

❸ 坐锅点火，下入蒜头和海米爆香。

❹ 锅内加入约1500毫升冷水，放入粳米，用旺火煮沸，下入海米、鸡肉粒、白薯粒和胡萝卜粒，用小火熬煮约半小时。

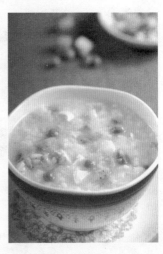

❺ 粥内加入青豆和荸荠粒，再烧沸一会儿，用盐、胡椒粉、味精调好味，即可盛起食用。

• 药膳功效 补血补钙，强筋壮骨，促进儿童生长发育。

5 干贝鸡肉粥

药膳配方 干贝25克，籼米100克，净鸡肉50克，荸荠50克，水发香菇50克。大油5克，料酒10克，盐2克，葱花3克，姜末2克，胡椒粉1克，冷水1500毫升。

【制作程序】

❶ 将干贝洗净，撕碎，鸡肉切丝，两者一起放入盘内，加入料酒，上蒸锅蒸至烂熟。

❷ 籼米洗净，用冷水浸泡1小时，捞出，沥干水分。

❸ 香菇泡发回软，去蒂，洗净，切小丁；荸荠剥皮洗净，也切成小丁。

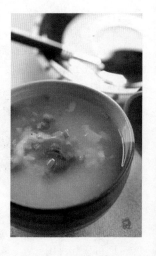

❹ 锅中注入约1500毫升冷水，把籼米放入，用旺火烧沸后加入香菇丁、荸荠丁、干贝和鸡肉，然后改用小火熬煮。

❺ 粥将成时放入盐、大油、葱花、姜末、胡椒粉，再稍煮片刻，即可盛起食用。

药膳功效 补钙益智，强筋壮骨。

🥄 汤类药膳5道

1 🥄 雪蛤牛奶汤

⚖️ 药膳配方 雪蛤5克，牛奶250克，冰糖15克。

【制作程序】

❶ 将雪蛤用温水发透，去筋膜、黑仔；冰糖打碎成屑。

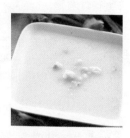

❷ 将雪蛤放入炖锅，加入牛奶，用中火煮沸，再用文火炖煮25分钟，加入冰糖屑即成。

🔸 药膳功效 补钙补铁，促进骨骼发育。

2 🥄 二豆猪胫骨汤

⚖️ 药膳配方 赤小豆150克，绿豆150克，猪胫骨500克，料酒、姜、葱、盐、鸡精、鸡油、胡椒粉各适量，冷水2500毫升。

【制作程序】

❶将赤小豆、绿豆、猪胫骨洗净，姜切片，葱切段。

❷将赤小豆、绿豆、猪胫骨、料酒、姜、葱同放炖锅内，加水2500毫升，置武火上烧沸，再用文火炖煮45分钟，加入盐、鸡精、鸡油、胡椒粉即成。

🔸 药膳功效 补血益气，益智安神，添钙壮骨。

3 芡实蚕蛹汤

药膳配方 芡实30克，蚕蛹300克，料酒10克，姜5克，葱10克，盐3克，鸡精3克，鸡油30克，胡椒粉3克，冷水1500毫升。

【制作程序】

❶将芡实去杂质洗净；蚕蛹洗净；姜切片，葱切段。

❷将芡实、蚕蛹、料酒、姜、葱同放锅内，加水1500毫升，置武火烧沸，再用文火煮35分钟，加入盐、鸡精、鸡油、胡椒粉即成。

药膳功效 滋补健身，强筋壮骨。

4 田鸡猪腰汤

药膳配方 田鸡腿30克，猪腰1副，鱼鳔胶6克，枸杞7克，香油、盐适量。

【制作程序】

❶将田鸡腿洗净，起肉去骨。

❷将猪腰、鱼鳔胶和枸杞洗净。

❸将以上用料一起放进煲内，加清水5碗，煮约2小时，加香油、盐调味即成。

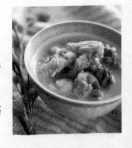

药膳功效 补钙益智，强筋壮骨。

5 木瓜花生猪尾汤

药膳配方 猪尾750克，木瓜750克，花生仁50克，莲子25克，芡实50克，香油、盐适量，冷水3000毫升。

【制作程序】

❶ 将猪尾去毛，刮洗干净，斩成中段，用开水煮约5分钟后漂净。

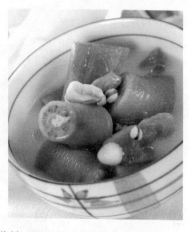

❷ 选用半生熟的木瓜，削皮去瓤，切成大块；花生仁、莲子、芡实分别淘洗干净。

❸ 煲内倒入3000毫升清水烧至水开，将以上用料放入。先用武火煲30分钟，再用中火煲60分钟，后用小火煲90分钟即可。

❹ 煲好后，取出药渣，放香油、盐调味。

药膳功效 清热安神，润肺止咳，补钙壮骨。

【注意事项】

孕妇慎用。

羹类药膳 2 道

1 皮蛋鸡米羹

药膳配方 皮蛋2个，鸡脯肉100克，蛋清15克，盐5克，味精3克，淀粉15克，葱姜汁10克，胡椒粉1克，香菜3克，香油2克，高汤300毫升。

【制作程序】

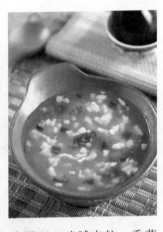

❶ 皮蛋剥壳、洗净，切成小方丁，滚沾上一层淀粉，用热油炸至焦脆；香菜洗净，切末。

❷ 鸡脯肉切成绿豆大小的粒，与蛋清、盐、味精、淀粉抓匀上浆，入四成热的油锅内滑散至熟，倒漏勺内沥干油。

❸ 锅内加入高汤烧沸，放葱姜汁、盐、味精、胡椒粉调好味，用淀粉加水勾芡，撒入皮蛋丁、鸡脯肉粒、香菜末、淋入香油拌匀，即可盛起食用。

药膳功效 补血益气，益智安神，添钙壮骨，促进骨骼发育，防治骨质疏松。

2 鲜梅鱿鱼羹

药膳配方 鲜梅花15朵，干鱿鱼200克，鸡脯肉100克，盐2克，味精1.5克，胡椒粉1克，料酒5克，食碱3克，鸡油15克，高汤750毫升。

【制作程序】

❶ 鲜梅花取花瓣洗净，控干水分；鸡脯肉砸成泥。

❷ 鱿鱼放入温水中泡1小时，去头尾，切成极薄的片，放入盆内，用热水洗净，然后用食碱拌匀，放入开水，闷泡至水温不烫手时，水倒出一半，再倒入滚开水盖上闷泡，如此重复3～4次，至鱿鱼颜色发白，透明，质软，泡入冷水内待用。

❸ 炒锅上火，注入高汤烧沸，鸡泥用汤冲入锅内，待鸡泥凝固，用小眼漏勺捞出鸡泥，倒入鱿鱼浸3分钟后滗去汤，再重复操作一次，将鱿鱼盛入汤碗中。

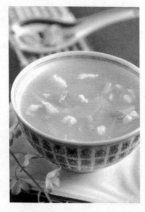

❹ 汤内加入料酒、盐、胡椒粉、味精，撇去浮沫，倒入梅花瓣，淋上鸡油，盛入汤碗内即可。

药膳功效 滋阴养胃，补钙壮骨，促进骨骼发育，防止骨折。

祛除青春痘的药膳

粥类药膳 3 道

1 椰汁黑糯米粥

药膳配方 黑糯米200克，椰汁120克，冰糖10克，冷水适量。

【制作程序】

❶ 黑糯米淘洗干净，用冷水浸泡3小时，取出，沥干水分。

❷ 将黑糯米放入锅中，加入适量冷水烧沸，然后转小火熬煮约半小时至米粒软烂。

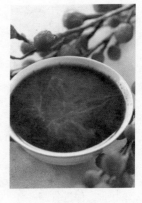

❸ 粥内加入冰糖，继续煮2分钟，待冰糖完全溶化后离火，待糯米粥温度稍降，加入椰汁调匀，即可盛起食用。

药膳功效 补血养颜，美白皮肤，预防青春痘。

2 山药红枣粥

药膳配方 糯米100克，山药50克，薏仁75克，荸荠粉25克，红枣5颗，冰糖20克，冷水适量。

【制作程序】

❶ 糯米、薏仁分别淘洗干净，用冷水浸泡3小时，捞出，沥干水分。

❷ 山药去皮，洗净，捣成粉末；红枣去核，洗净备用。

❸ 薏仁、糯米下入锅内，加入适量冷水，置旺火上煮至米粒开花时，将红枣下入锅内，转小火熬煮成粥。

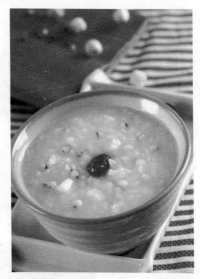

❹ 待糯米软烂时，边搅拌边将山药粉洒入锅内，约煮20分钟，将荸荠粉和冰糖入锅搅匀，即可盛起食用。

药膳功效 排毒养颜，祛除青春痘。

3 白果麦片粥

药膳配方 粳米150克，白果仁50克，麦片20克，盐1克，冷水2000毫升。

【制作程序】

❶ 粳米洗净，用冷水浸泡半小时，捞起，沥干水分。

❷ 白果仁洗净，浸泡回软，焯水烫透备用。

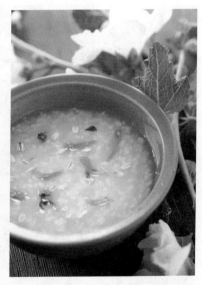

❸ 锅中加入约2000毫升冷水，下入粳米和白果，旺火煮沸后，改用小火煮半小时后，用干净纱布包住麦片，放进粥锅里再煮半小时。

❹ 见粥体浓稠时，取出麦片渣包，加入盐拌匀，即可盛起食用。

药膳功效 润肤美白，排毒养颜，祛除青春痘。

汤类药膳 4 道

1 枸杞菊花排骨汤

药膳配方 枸杞、菊花各20克，排骨100克，姜1片，盐少许，冷水适量。

【制作程序】

❶ 将洗净的排骨切成约3厘米大小备用；将枸杞、菊花用冷水洗净。

❷ 放约8碗水烧开，加入排骨、姜及枸杞，武火煮开后改用中火煮约30分钟。

❸ 在汤快煲好前放入菊花，加盐调味即可。

药膳功效 清热，解毒，明目，养颜，祛痘。

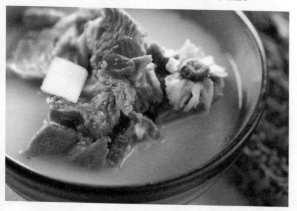

2 冰糖百合汤

药膳配方 冰糖30克，百合30克，绿豆50克，冷水适量。

【制作程序】

❶冰糖打碎成屑；百合、绿豆洗净。

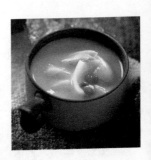

❷百合、绿豆放入炖锅内，加水适量，置武火上烧沸，再用文火炖煮30分钟，加入冰糖屑即成。

药膳功效 对痤疮有显著疗效。

3 菊花苹果素汤

药膳配方 杭菊花12克，苹果4个，蜜枣5颗，无花果4颗，冷水适量。

【制作程序】

❶洗净杭菊花；洗干净蜜枣和无花果；苹果洗净切块。

❷煲滚适量水，放入苹果、蜜枣和无花果，水滚后改文火煲约90分钟，下杭菊花再滚10分钟即成。

药膳功效 润肠排毒，净化肌肤，祛除青春痘。

4 益母草黑豆鸡蛋汤

药膳配方 益母草30克，黑豆50克，鸡蛋3只，蜜枣3颗，冷水1200毫升。

【制作程序】

❶益母草、黑豆洗净，浸泡；蜜枣、鸡蛋洗净。

❷将冷水1200毫升与以上原料一同放入瓦煲内，待鸡蛋煮熟后，取出去壳，再放回煲内，文火煲1小时即可。

药膳功效 活血行瘀，润泽肌肤，治疗青春痘。

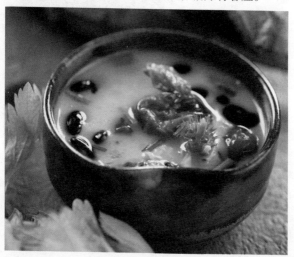

🍮 羹类药膳 2 道

1 🍮 甜杏仁羹

药膳配方 甜杏仁200克，平菇10个，黑木耳10个，淀粉20克，香油3克，白糖2克，味精1克，盐1.5克，冷水适量。

【制作程序】

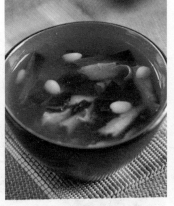

❶ 平菇、黑木耳洗净，分别撕成瓣。

❷ 甜杏仁用冷水浸泡，剥皮、捣碎磨细，将杏仁浆盛入纱布袋，挤压出浓汁。

❸ 杏仁汁加水烧沸，熄火，放入淀粉拌匀，盛入深盘中，待冷却凝固后，切成数方块。

❹ 锅中加入适量冷水，煮沸后倒入平菇、黑木耳，再沸时下入杏仁块，加盐调味煮透，再放白糖、味精拌匀，淋上香油，即可盛起食用。

药膳功效 清热解毒，祛痘净螨。

2 茉莉花鸡粒羹

药膳配方 鸡肉150克，鲜平菇150克，茉莉花30朵，蛋清20克，瑶柱15克，姜1片，盐4克，淀粉10克，色拉油5克，香油3克，白糖2克，高汤500毫升，冷水适量。

【制作程序】

❶ 瑶柱洗净，用冷水浸泡2小时，撕细，放入盘中，加入适量冷水和姜片，蒸半小时后盛起备用。

❷ 茉莉花择去蒂，用盐水清洗，再用冷水冲洗干净；蛋清用筷子搅匀；平菇洗净，切片。

❸ 鸡肉洗净，切小粒，加3克盐、5克淀粉腌10分钟左右，放入沸水锅中汆水，捞起沥干水分。

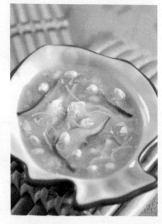

❹ 锅内加入色拉油烧热，先下盐、白糖及瑶柱煮滚，再下鸡肉粒、平菇片煮至鸡肉熟烂，用5克淀粉加水勾芡，并下蛋清拌匀，淋入香油，撒上茉莉花，即可盛起食用。

药膳功效 净化肌肤，祛除青春痘。

❧ 汁类药膳 1 道

1 ❧ 芦荟苹果汁

⚖️ 药膳配方 芦荟20克，苹果1个，凉开水50毫升，冰块4块。

【制作程序】

❶芦荟洗净后切成小块；苹果洗净，去皮去核，切成小块。

❷将芦荟块和苹果块倒入榨汁机中，加入凉开水，搅打成汁。

❸杯中放入冰块，将芦荟苹果汁倒入其中即可。

• 药膳功效 消炎除螨，祛除青春痘。

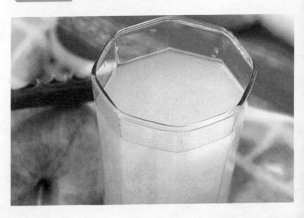

蜂产品药膳 2 道

1 蜂蜜西红柿汁

药膳配方 蜂蜜40克，西红柿100克，温开水适量。

【制作程序】

将西红柿榨汁，兑入蜂蜜搅匀。

【服食方法】

早晚空腹分2次用温开水冲服。

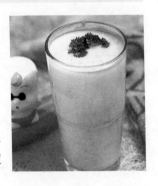

药膳功效 本方能够清热去火，排毒清肠，祛痘养颜。

2 蜜醋饮

药膳配方 蜂蜜20克，醋20克，温开水适量。

【制作程序】

蜂蜜和醋混合用温开水冲服。

【服食方法】

每日服2~3次。

药膳功效 本方能够排毒养颜，祛除青春痘。

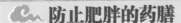

防止肥胖的药膳

粥类药膳 3 道

1 山药羊肉粥

> 药膳配方 粳米100克，山药150克，净羊肉50克，葱末3克，姜末2克，盐1.5克，胡椒粉1克，冷水适量。

【制作程序】

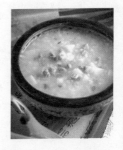

❶ 粳米淘洗干净，用冷水浸泡半小时，捞出，沥干水分。

❷ 山药冲洗干净，刮去外皮，切成丁块。

❸ 净羊肉漂洗干净，放入开水锅内煮至五成熟时捞出，切成丁块。

❹ 取锅放入冷水、粳米，先用旺火煮开，然后改用小火熬煮，至粥将成时，加入羊肉块、山药丁、葱末、姜末、盐，待几滚，撒上胡椒粉，即可盛起食用。

• 药膳功效 润肠通便，抑制脂肪吸收，防止肥胖。

2 竹荪玉笋粥

药膳配方 粳米100克，竹荪50克，玉米笋（罐装）75克，盐1克，味精1.5克，冷水1000毫升。

【制作程序】

❶ 粳米淘洗干净，用冷水浸泡半小时，捞出，沥干水分。

❷ 竹荪用温水泡至回软，洗涤整理干净，改刀切段。

❸ 玉米笋洗净，改刀切小段备用。

❹ 锅中加入1000毫升冷水，将粳米放入，先用旺火烧沸，然后转小火慢煮。

❺ 粥再次烧沸以后，加入竹荪和玉米笋，用盐和味精调好味，搅拌均匀，再煮约20分钟，即可盛起食用。

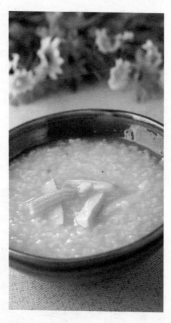

• 药膳功效 减肥降脂，解暑清热，健脾止泻，提高免疫力。

3 🍵 银耳绿豆粥

【药膳配方】 绿豆100克,银耳15克,西瓜半个,蜜桃1个,冰糖30克,冷水适量。

【制作程序】

① 绿豆淘洗干净,用冷水浸泡3小时;银耳用冷水浸泡回软,择洗净。

② 西瓜去皮、子,切块;蜜桃去核,切瓣备用。

③ 取锅加入适量冷水和泡好的绿豆,上旺火烧沸,转小火慢煮40分钟,再下入银耳及冰糖,搅匀煮约20分钟,下入西瓜块和蜜桃瓣,煮3分钟离火。

④ 粥自然冷却后,装入碗中,用保鲜膜密封,放入冰箱,冷冻20分钟即可食用。

• 药膳功效 促进胃肠蠕动,减少脂肪吸收,防止肥胖。

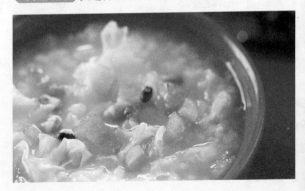

🐚 汤类药膳5道

1 🐚 海米糙米萝卜丝汤

药膳配方 海米2小匙，煮熟的糙米饭1／2碗，白萝卜100克，盐少许，嫩姜丝少许，葱2根，香菜末，植物油少许，冷水适量。

【制作程序】

❶ 先将海米以开水洗净，沥干备用。

❷ 将白萝卜洗净，切成丝条状，投入滚沸水中汆烫1~2分钟，使之半熟。

❸ 炒菜锅内加少许植物油，将葱、姜丝爆香后，加进萝卜丝和海米翻炒几下，加入3~4碗热开水，把预先煮熟

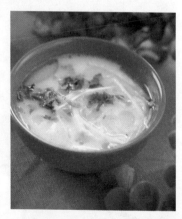

的1／2碗糙米饭倒进锅里，一起文火炖煮约20分钟。萝卜熟软且糙米吸收了海米和萝卜的香气后，撒上少许香菜及盐即可盛出。

药膳功效 促进胃肠蠕动，减少脂肪吸收，防止肥胖。

2 ⚶ 莲子菠菜银耳汤

药膳配方 菠菜350克，银耳75克，素高汤3000毫升（也可用一般高汤），新鲜莲子150克，姜2片，葱1根，料酒、盐少许。

【制作程序】

❶ 银耳洗净沥干，放入碗中加料酒浸泡至变软；菠菜洗净（根头部可留下，因为菠菜根部的铁含量很丰富），切段；莲子洗净、去心，泡软；葱、姜片洗净，切丝。

❷ 锅中倒入素高汤煮滚，放入莲子煮5分钟，加入菠菜、银耳、葱、姜丝及盐，待汤汁再滚即可关火盛出。

◆ 药膳功效 明目降压，润肠除脂，防止肥胖。

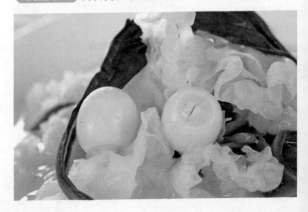

3 黄豆银耳鲫鱼汤

药膳配方 黄豆75克，白果3克，银耳19克，鲫鱼1条，姜2片，盐适量，冷水适量。

【制作程序】

❶黄豆洗干净；白果去壳、衣心，清洗干净；银耳用水浸20分钟，冲洗干净，然后剪碎。

❷鲫鱼去鳞、内脏，清洗干净，用油把鲫鱼略煎，盛起。

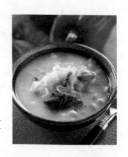

❸烧滚适量水，下黄豆、白果、银耳、鲫鱼和姜片，水滚后改文火煲约90分钟，下盐调味即成。

药膳功效 清热润肠，降暑安神，防止肥胖。

4 冬菇葫芦汤

药膳配方 冬菇（浸软）8个，葫芦450克，木耳（水发）20克，莲子75克，猪瘦肉150克，姜2片。

【制作程序】

❶葫芦、冬菇、猪肉洗净备用。

❷煲滚适量水，下入所有材料，沸滚后改文火煲2小时，调入盐即成。

药膳功效 减肥降脂，解暑清热，健脾止泻。

5 苦瓜炖蛤汤

药膳配方 苦瓜25克，文蛤500克，香油、料酒、生姜、盐各少许。

【制作程序】

① 文蛤洗净；苦瓜洗净，切片。

② 将文蛤入沸水锅内煮至壳张，去壳挖肉，除净内脏，入热油锅内爆炒，加料酒、生姜、盐拌匀。

③ 将苦瓜片铺入砂锅底，上面放蛤肉，加适量水，炖至蛤肉熟透入味，淋上香油即成。

药膳功效 清热润肠，防止便秘，治疗肥胖症。

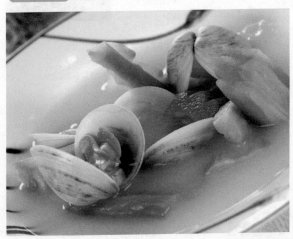

❧ 汁类药膳 2 道

1 ❧ 葡萄芦笋苹果汁

⚖ 药膳配方 葡萄20颗，芦笋2根，苹果1/2个，冰块4块。

【制作程序】

❶葡萄洗净，去皮去子；苹果洗净后去核去皮，切成小块；芦笋洗净，切段。

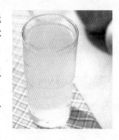

❷上述蔬果放进榨汁机中榨取汁液。

❸将冰块放入杯中，倒入蔬果汁调匀，即可直接饮用。

• 药膳功效 清热解毒，润肠通便，防止肥胖。

2 ❧ 西瓜汁

⚖ 药膳配方 西瓜瓤500克，白糖少许。

【制作程序】

❶将西瓜瓤去子，放入碗中，用汤匙捣烂，再用消毒纱布过滤取汁。

❷将西瓜汁倒入杯中，加入白糖搅拌均匀，直接饮用即可。

• 药膳功效 通利二便，防止肥胖。

茶类药膳 2 道

1 消脂茶

药膳配方 茶叶、生姜、诃子皮各等份。

【制作程序】

先将茶叶、诃子皮加水1碗，令其沸热后，再加生姜煎服。

• 药膳功效 治宿滞，减肥。

2 山楂纤体茶

药膳配方 山楂5克，丁香3粒，柠檬香茅3克，冰糖适量，开水500毫升。

【制作程序】

先将所有茶材放入壶中，注入热开水，静置5分钟，再加入适量冰糖调味后即可饮用。

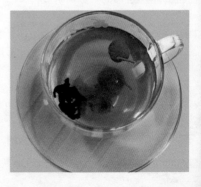

• 药膳功效 促进脂肪代谢，减肥健体。

☞ 蜂产品药膳 4 道

1 ☙ 南瓜蜂蜜汁

药膳配方 蜂蜜，南瓜汁。

【制作程序】

南瓜汁1杯，加蜂蜜
2汤匙。

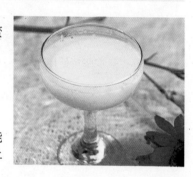

【服食方法】

每日夜间饮用2～
3次。

● 药膳功效 本方能
够排毒消脂，防止
肥胖。

2 ☙ 芹菜蜂蜜汁

药膳配方 蜂蜜，芹菜。

【制作程序】

芹菜榨汁后加等量蜂蜜。

【服食方法】

每日服2～3次，每次1汤匙，饭前饮用。

● 药膳功效 本方能够排毒降压，防止肥胖。

3 茶汤减肥蜜

 药膳配方 蜂蜜、茶叶各3克。

【制作程序】

将蜂蜜、茶叶放入杯中，以温
开水冲泡。

【服食方法】

每日饮1杯，长期坚持饮用。

● 药膳功效 本方具有补肝益
肾、消脂减肥的作用。

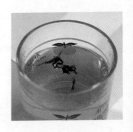

4 蜂蜜茯苓减肥丸

药膳配方 蜂蜜300毫升，白茯苓1500克，酒300
毫升。

【制作程序】

白茯苓去皮切片，晒干后蒸熟，以热水淋去苦味，焙干研
磨成细末，用酒、蜜调和搅拌均匀，密封勿使泄气，冬50
日，夏25日，酥油自浮出酒上，掠取沉淀物，做成手掌大
块，空室中阴干，色赤如枣，分成大小均匀的丸即可。

【服食方法】

每日每次饭前服，每次15克，以酒送下。

● 药膳功效 本方能消脂，防止肥胖。

提高免疫力的药膳

粥类药膳 3 道

1 蜜饯胡萝卜粥

药膳配方 粳米100克，蜜饯50克，胡萝卜2根，冰糖15克，冷水1000毫升。

【制作程序】

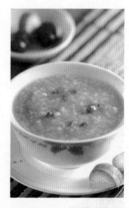

①粳米淘洗干净，用冷水浸泡半小时，捞出，沥干水分。

②胡萝卜洗净，加冷水用榨汁机打碎，制成蓉、汁备用。

③锅中加水约1000毫升，将粳米放入，先用旺火烧沸，转小火熬煮成粥。

④粥中加胡萝卜蓉、汁，用旺火烧沸，再加入蜜饯及冰糖，转小火慢煮20分钟至粥黏稠，即可盛起食用。

药膳功效 增强机体的特异性及非特异性免疫功能。

2 山药蛋黄粥

药膳配方 糯米粉100克，山药150克，鸡蛋3只，白糖15克，温水、冷水1000毫升。

【制作程序】

①糯米粉用温水搅拌成浆。

②山药去皮，洗净，剁细过筛。

③鸡蛋打入碗内，捞出蛋黄，用冷水调匀。

④锅中加入约1000毫升冷水，放入山药末，煮沸2~3次后将鸡蛋黄均匀加入，等待再次煮沸，加入糯米粉浆调匀煮熟，然后加入白糖，搅拌均匀，即可盛起食用。

药膳功效 具有较高的抗菌免疫活性，能增强机体防病抗病能力。

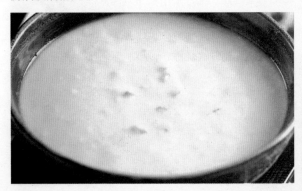

3 陈皮牛肉蓉粥

【药膳配方】 粳米150克，牛肉200克，干米粉50克，陈皮1片，大头菜2片，香菜5克，葱末3克，盐2克，白糖5克，酱油15克，淀粉10克，色拉油3克，冷水适量。

【制作程序】

❶ 粳米洗净，浸泡半小时后捞起沥干，加入沸水锅内和陈皮同煮。

❷ 牛肉洗净切碎、剁烂成蓉，并用淀粉、盐、白糖、色拉油、酱油拌匀。

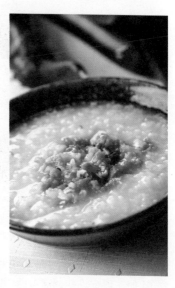

❸ 干米粉用烧沸的油炸香，捞起备用；粥煮25分钟后，净牛肉蓉下锅，待再煮沸时加入香菜、葱末、大头菜粒和炸香的米粉，即可盛起食用。

【药膳功效】 益气止渴，强筋壮骨，滋养脾胃，提高免疫力。

🥄 汤类药膳 3 道

1 🍲 归精黑豆煲鸡汤

🔺 药膳配方 当归50克，黄精50克，黑豆50克，红枣4颗，生姜2片，嫩鸡1只，盐少许，冷水适量。

【制作程序】

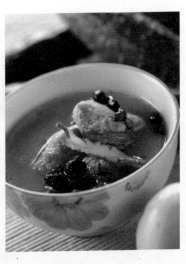

❶将鸡洗净，去毛、去内脏、去肥膏，放入滚水中煮8分钟，捞起沥干。

❷将黑豆放入炒锅中，不加油，炒至豆衣裂开，洗净，沥干水。

❸当归、黄精洗净，当归切片；红枣、生姜洗净，红枣去核，生姜去皮切片。

❹瓦煲内加入冷水，用文火煲至水滚，放入用料，候水再滚时用中火煲3小时，以少许盐调味，即可饮用。

药膳功效 净化排毒，补气血，调节免疫功能。

2 菠菜洋葱牛肋骨汤

药膳配方 牛筋125克，带肉牛肋骨500克，菠菜50克，洋葱20克，盐、胡椒粉少许。

【制作程序】

❶ 牛筋、牛肋骨洗净，将牛筋切成长条备用。

❷ 洋葱对切成4大瓣；菠菜洗净后切段备用。

❸ 以汤锅烧开水，滚沸后放进牛肋骨、牛筋和洋葱，待再次滚沸将炉火调成文火，再煮40分钟，放进菠菜，加适量盐调味，菠菜烫熟即可熄火，撒上少许胡椒粉来提增香气。

• 药膳功效 清热抗感，增强自身免疫功能，改善微循环及新陈代谢。

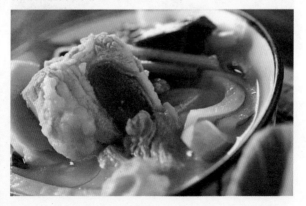

3 椰子黄豆牛肉汤

药膳配方 椰子1个，黄豆150克，牛腱子肉225克，红枣4颗，姜2片，盐适量，冷水适量。

【制作程序】

❶将椰子肉切块；洗干净黄豆；红枣去核，洗净；把牛腱子肉洗净，汆烫后再冲洗干净。

❷煲滚适量水，放入椰子肉、黄豆、牛腱子肉、红枣和姜片，水滚后改文火煲约2小时，下盐调味即成。

药膳功效 益气止渴，强筋壮骨，滋养脾胃，提高免疫力。

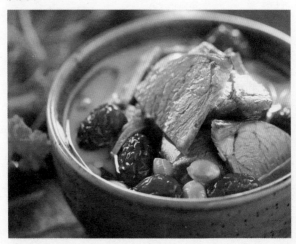

🍵 茶类药膳 2 道

1 🍵 首乌生地绿茶

药膳配方 绿茶、何首乌（切片蒸后晒干）、大生地（酒洗）各等份，冷水适量。

【制作程序】

煎水（用砂锅煎，忌沾铁器），取汁服饮。

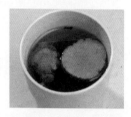

药膳功效 滋肾养血，祛风化斑，提高机体免疫力。

【注意事项】

服用本品时忌吃鱼、萝卜、葱、蒜和各种血；若出现伤风咳嗽或消化不良、腹泻等症状也应暂停服用。

2 🍵 银杏绿茶

药膳配方 绿茶 2~3 克，银杏叶（洗净）5 克，沸水适量。

【制作程序】

以沸水冲泡代茶服饮。

药膳功效 降血脂，降血压，降血糖，防治老年性痴呆，提高免疫力。

蜂产品药膳 2 道

1 糯米蜜粥

药膳配方 蜂蜜20克，糯米50克，冷水适量。

【制作程序】

将糯米加适量水煮粥，待温凉后加入蜂蜜，1次服下。

【服食方法】

每周1次。

药膳功效 本方能够补虚益气，强身健体，提高免疫力。

---

2 苹果皮蜂蜜汁

药膳配方 蜂蜜50克，苹果皮1碗，冷水适量。

【制作程序】

苹果皮加水煎汁，入蜂蜜稍煮，趁热徐徐服下。

【服食方法】

日服1次。

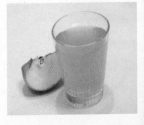

药膳功效 本方具有补虚益气、强身健体之功效，可有效提高免疫力，防治感冒。

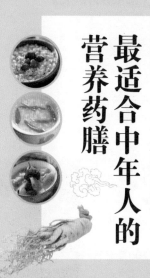

最适合中年人的营养药膳

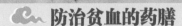

防治贫血的药膳

粥类药膳5道

1 黑芝麻红枣粥

药膳配方 粳米150克，黑芝麻20克，红枣8颗，白糖30克，冷水1500毫升。

【制作程序】

① 黑芝麻下入锅中，用小火炒香，研成粉末，备用。

② 粳米淘洗干净，用冷水浸泡半小时，捞出，沥干水分；红枣洗净去核。

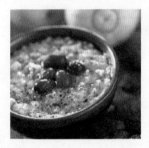

③ 锅中加入约1500毫升冷水，放入粳米和红枣，先用旺火烧沸，然后改用小火熬煮，待米粥烂熟时，调入黑芝麻粉及白糖，再稍煮片刻，即可盛起食用。

药膳功效 养肤，乌发，补血，明目，补肝肾，祛风，润肠，生津，通乳。

2 猪红鱼片粥

药膳配方 粳米100克，熟猪红（猪血）300克，鲩鱼肉100克，瑶柱15克，腐竹20克，酱油10克，姜丝2克，葱末3克，胡椒粉1克，盐1.5克，冷水适量。

【制作程序】

❶ 粳米洗净，用少许盐、酱油拌匀，与腐竹、瑶柱一起放入沸水锅中，用小火同煮。

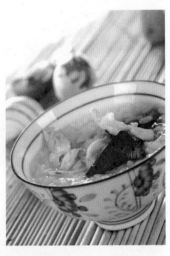

❷ 熟猪红洗净，用刀削去上层浮沫和下层的沉淀，切成小方块。

❸ 鲩鱼肉切成薄片，用酱油、姜丝拌匀。

❹ 粥约煮40分钟后，将猪红块、姜丝放入，用盐调味，烧沸时放入鲩鱼片，待再烧沸时即可盛起，食用时加入胡椒粉、葱末等调味即可。

药膳功效 补血，明目，润燥，防治贫血症。

3 🥢 黑芝麻甜奶粥

药膳配方 粳米100克，鲜牛奶250毫升，熟黑芝麻30克，白糖10克，冷水1000毫升。

【制作程序】

❶ 粳米洗净，用冷水浸泡半小时，捞出放入锅中，加入约1000毫升冷水，先用旺火烧沸后，再改用小火慢慢熬煮。

❷ 粥将成时加入鲜牛奶，上中火烧沸，再加入白糖搅匀，最后撒上熟黑芝麻，出锅装碗即可。

药膳功效 补血补钙，润肺益胃，安神益智，生津润肠。

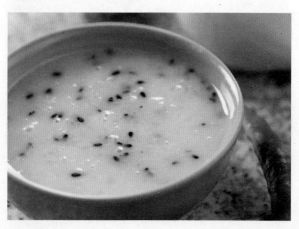

4 大蓟粥

药膳配方 粳米、大蓟各100克，葱末3克，盐2克，味精1克，香油2克，冷水适量。

【制作程序】

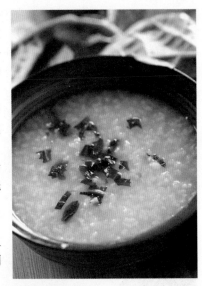

❶将大蓟择洗干净，入沸水锅焯一下水，再用冷水浸去苦味，捞出切细。

❷粳米淘洗干净，用冷水浸泡半小时，捞出。

❸取砂锅加入冷水、粳米，先用旺火煮沸，再改用小火煮，至粥将成时加入大蓟，待滚，用盐、味精调味，撒上葱末，淋上香油，即可食用。

药膳功效 清热解毒，活血散瘀，止血治带，适用于血热出血，如吐血、呕血、尿血及贫血症等。

5 石榴花粥

药膳配方 粳米100克，石榴花5朵，白糖60克，冷水适量。

【制作程序】

① 粳米淘洗干净，用冷水浸泡半小时，捞出。

② 将石榴花脱下花瓣，择洗干净。

③ 取锅放入冷水、粳米，先用旺火煮开，然后改用小火熬煮，至粥将成时加入石榴花、白糖，再略煮片刻，即可盛起食用。

药膳功效 生血乌发，可防治贫血、便血、脱肛、带下、崩漏、滑精、肠炎、细菌性痢疾。

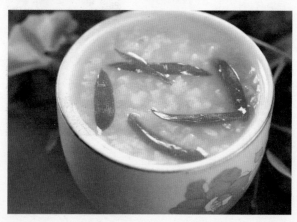

汤类药膳 4 道

1 白果冬瓜汤

药膳配方 白果50克，冬瓜500克，猪棒子骨500克，料酒10克，姜5克，葱10克，盐3克，味精2克，胡椒粉2克，冷水2500毫升。

【制作程序】

❶ 将白果去壳、去心，洗净；猪棒子骨洗净，敲破；冬瓜洗净，连皮切2厘米宽、4厘米长的块；姜切片，葱切段。

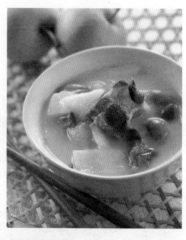

❷ 将白果仁、猪棒子骨、冬瓜、料酒、姜、葱同放炖锅内，加水2500毫升，武火烧沸，再用文火炖煮35分钟，加入盐、味精、胡椒粉即成。

药膳功效 补血养心，补中养神，可以帮助大脑获得充分休息。

2 红枣归圆猪皮汤

药膳配方 红枣15颗，猪皮500克，当归20克，桂圆肉30克，盐少许，冷水2000毫升。

【制作程序】

①红枣去核，洗净；当归、桂圆肉洗净。

②尽量剔除黏附在猪皮上的脂肪，切块，洗净，飞水。

③瓦煲内注入冷水2000毫升，煮沸后加入以上用料，煲滚后改用文火煲3小时，加盐调味即可。

药膳功效 补血，明目，润燥，防治贫血症。

【注意事项】

高脂血症、高血压、冠心病患者不宜多用。

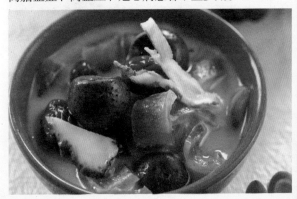

3 枸杞天麻肉片汤

药膳配方 枸杞25克，天麻25克，猪瘦肉300克，生姜2片，红枣4颗，植物油、盐、姜汁、料酒、生抽、白砂糖、生粉少许，冷水适量。

【制作程序】

❶将盐、姜汁、料酒、生抽、白砂糖各少许和适量生粉拌匀，调成腌料，备用。

❷拣选新鲜猪瘦肉，用清水洗干净，抹干水，切成薄片，加入腌料拌匀，腌透入味，备用。生姜和红枣分别用清水洗干净，红枣去核。在药材店选购已经炮制好的天麻，用清水稍冲洗。

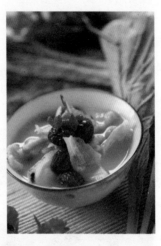

❸姜、植物油起锅，爆炒肉片，加入适量冷水、生姜片、红枣、枸杞和天麻，先用文火煲开，然后改用中火继续煲30分钟左右，以少许盐调味即成。

药膳功效 生血乌发，可防治贫血、便血、脱肛、带下、崩漏、滑精、肠炎、细菌性痢疾。

4 红枣莲子鸡腿汤

药膳配方 红枣10颗，鸡腿2只，薏仁20克，莲子15克，姜、盐少许，开水适量。

【制作程序】

❶将薏仁泡水4小时，备用；若用干的莲子，也需先泡水2小时（新鲜莲子则不必泡水），莲心应去除，避免苦涩。

❷鸡腿洗净，剁成块状。

❸以汤锅将开水煮沸，加进薏仁、莲子、红枣、鸡腿、姜片，炖煮30分钟至1小时。待鸡肉熟软后，在汤里加进适量盐调味即可。

• 药膳功效 补血调经，行气益血，适用于贫血症。

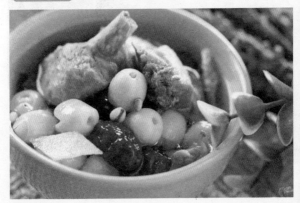

羹类药膳5道

1 鸭血荠菜羹

药膳配方 鸭血100克，荠菜30克，熟冬笋10克，熟火腿10克，胡椒粉2克，鸡蛋清2个，盐3克，鸡精2克，香油5克，水淀粉20克，高汤1000毫升，冷水适量。

【制作程序】

❶ 荠菜洗净泥沙，入沸水锅汆至断生，捞起沥干水分后切成颗粒；鸭血切成5厘米长、2毫米宽的丝；熟冬笋、熟火腿均切成4厘米长、2毫米宽的丝，入沸水锅汆一下去腥味，捞起沥干水分。

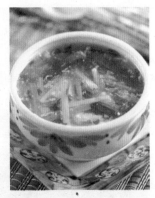

❷ 炒锅置火上，注入高汤，下熟火腿丝、冬笋丝、鸭血丝，烧沸去尽浮沫后调入盐、鸡精、胡椒粉，下荠菜粒、鸡蛋清，拌匀后用水淀粉勾芡，淋上香油，起锅装汤碗内即可。

药膳功效 补血、明目、润燥，防治贫血症。

2 黑芝麻山药羹

药膳配方 黑芝麻、山药各50克，白糖10克，冷水适量。

【制作程序】

❶将黑芝麻去杂质，洗净，放锅内用小火炒香，研成细粉。

❷山药放入干锅中烘干，打成细粉，与黑芝麻粉混匀备用。

❸锅内加入适量冷水，置旺火上烧沸，将黑芝麻粉和山药粉缓缓加入沸水锅内，同时放入白糖，不断搅拌，煮5分钟即成。

● 药膳功效 补血补钙，润肺益胃，安神益智，生津润肠。

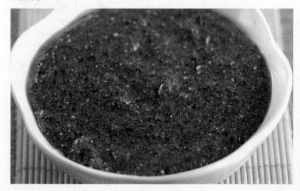

3 🍵 百合花鸡蛋羹

药膳配方 鲜百合花25克，鸡蛋4只，菠菜叶30克，水发玉兰片、水发银耳、水发黑木耳均20克，香油3克，色拉油8克，湿淀粉30克，料酒10克，盐4克，味精2克，葱末3克，胡椒粉2克，素高汤200毫升，冷水适量。

【制作程序】

① 鲜百合花择洗干净，用开水烫一下捞出；蛋清、蛋黄分别打入两个碗里，每碗内放入适量盐、味精、胡椒粉，腌拌均匀。

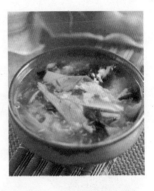

② 炒锅上火，放入适量冷水烧沸，下入鸡蛋清，待浮起时捞出控水，再放入鸡蛋黄，待熟后也捞出控水。

③ 坐锅点火，下色拉油烧至五成热时，放葱末炒香，加入素高汤、玉兰片、银耳、黑木耳、百合花烧沸，加入料酒、盐、味精调味，放入蛋清、蛋黄、菠菜叶，用湿淀粉勾芡，最后淋上香油，出锅即成。

● 药膳功效 滋阴润燥，补气养血，健脑益智，可用于治疗贫血症。

4 ⚘ 香菇白菜羹

🔖 药膳配方 香菇6个，大白菜150克，魔芋球10粒，盐1.5克，湿淀粉25克，味精1克，姜末3克，色拉油5克，冷水适量。

【制作程序】

❶ 香菇用温水泡发回软，去蒂，洗净，抹刀切片备用；魔芋球洗净，对半儿切开；大白菜洗净，撕成小块。

❷ 炒锅上火下色拉油烧热，倒入香菇片和魔芋球略炸片刻，捞起沥干油分；大白菜块倒入热油锅内炒软。

❸ 白菜锅中加入适量冷水，加盐和姜末煮沸，放入香菇片、魔芋球，烧沸约2分钟，加味精调味，以湿淀粉勾稀芡，即可盛起食用。

● 药膳功效 养胃健脾，壮腰补肾，活血止血，用于防治贫血。

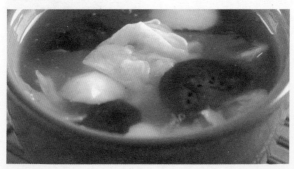

5 芡实蒸蛋羹

【药膳配方】 芡实50克,鸡蛋4只,鸡肉100克,青虾10只,香菇5个,柚子、芹菜各20克,料酒5克,盐2克,酱油6克,鸡汤300毫升,冷水适量。

【制作程序】

❶ 芡实洗净,用温水浸泡2小时,放入锅中,加入鸡汤,再用小火煎煮约1小时,离火备用。

❷ 青虾剥壳,去泥肠,鸡肉切成细丁,共放入一只大碗内,用料酒、柚子汁、少许盐浸渍备用;香菇泡发回软,去蒂,洗净切丁,也放同一碗内。

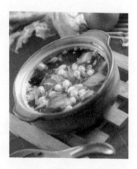

❸ 芹菜切成3厘米的长条,下入沸水锅中烫熟。

❹ 鸡蛋打入另一碗内,搅散后与芡实汤混合均匀,加盐、酱油等调好味,将其中八成倒入大碗内,留下两成备用。

❺ 将大碗放入蒸笼内,用小火蒸至蛋液有凝结现象时,将留下的两成蛋汁浇在上面,并放上芹菜条,继续蒸5分钟即成。

【药膳功效】 生血乌发,可防治贫血、便血、脱肛、带下、崩漏、滑精、肠炎、细菌性痢疾。

❧ 汁类药膳 3 道

1 ❧ 草莓西瓜汁

⚖ 药膳配方 草莓50克，西瓜瓤300克，桑叶、菊花各15克，沸水200毫升，淡盐水适量。

【制作程序】

❶ 草莓洗净，去蒂，用淡盐水浸泡片刻；西瓜瓤去子，切成小块。

❷ 将草莓和西瓜瓤一起放入榨汁机中，打成汁备用。

❸ 桑叶、菊花洗净，加入沸水，泡10分钟后倒入草莓西瓜汁，搅拌均匀，即可直接饮用。

药膳功效 补血，润燥，防治贫血症。

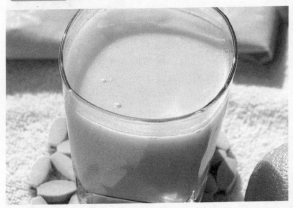

2 🥄 草莓菠菜汁

🔖 药膳配方 草莓10颗，菠菜4棵，葡萄20颗，蜂蜜 10克，凉开水100毫升，淡盐水适量。

【制作程序】

❶草莓洗净，放入淡盐水中略泡。

❷菠菜洗净，切4厘米长的段；葡萄 去皮去子。

❸将草莓、菠菜段、葡萄放入榨汁 机中，搅打成汁后倒入杯中，加入蜂 蜜和凉开水拌匀，即可直接饮用。

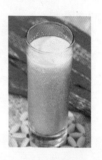

🔹 药膳功效 补血，明目，润燥，防 治贫血症。

---

3 🥄 胡萝卜蛋黄菜花汁

🔖 药膳配方 胡萝卜1根，熟蛋黄1个，菜花2朵， 饮用水200毫升。

【制作程序】

❶将胡萝卜洗净去皮，切成块状；将菜花洗净，在沸水 中焯一下，切碎。

❷将胡萝卜、菜花和蛋黄、饮用水一起榨汁。

🔹 药膳功效 防治腹泻，补铁补血。

🍵 茶类药膳 2 道

1 🍵 芝麻养血茶

⚖ 药膳配方 黑芝麻6克,茶叶3克,冷水适量。

【制作程序】

芝麻炒黄,与茶叶加水煎煮10分钟,饮茶并食芝麻与茶叶。

● 药膳功效 滋补肝肾,养血润肺,治肝肾亏虚、皮肤粗糙、毛发黄枯或早白、耳鸣等。

2 🍵 当归玫瑰茶

⚖ 药膳配方 当归、桂圆、枸杞各2克,小枣5颗,绿茶3克,玫瑰花适量,沸水适量。

【服食方法】

以沸水冲泡代茶服饮,
每日1剂。

● 药膳功效 补血益气,
润肤美白。

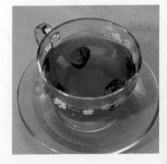

调治肾虚的药膳

粥类药膳5道

1 银鱼苋菜粥

药膳配方 粳米200克，小银鱼100克，苋菜25克，高汤200毫升，盐、料酒、胡椒粉、冷水适量。

【制作程序】

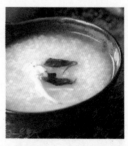

❶粳米洗净，用冷水浸泡半小时，捞出沥干水分，放入锅中，加入高汤和适量冷水煮沸后，再转入小火熬煮。

❷苋菜洗净，焯水烫透，捞出，立即浸入冷开水中泡凉，再捞出沥干水分，切小段。

❸小银鱼泡水，洗净备用。

❹粥煮至软烂黏稠之后，放入苋菜及小银鱼煮熟，加入盐、料酒、胡椒粉，调拌均匀，出锅即可。

药膳功效 本方具有补肾益气，清热解毒，滋阴润肺之功效。

2 鳝丝油菜粥

药膳配方 粳米、小油菜各100克，活鳝鱼1条（约200克），料酒6克，醋3克，葱、姜、香菜各5克，盐2克，味精、胡椒粉各1克，色拉油5克，冷水1000毫升。

【制作程序】

① 将小油菜择去老叶，洗净，切成碎末；葱、姜洗净，拍松，用适量冷水浸泡出葱姜汁；香菜洗净，切成小段。

② 粳米淘洗干净，用冷水浸泡半小时，捞起沥干备用。

③ 将活鳝鱼摔昏，剖腹，去掉内脏，剔去骨，切成细丝，放进冷水中漂去血水，捞出鳝丝，沥掉水分，加料酒、盐、姜葱汁、醋拌匀。

④ 粳米放入锅中，加入约1000毫升冷水，用旺火烧沸，再用小火煮至米烂粥成，下鳝丝与油菜末，煮沸后加盐、味精、香菜和色拉油调好味，撒上胡椒粉，即可盛起食用。

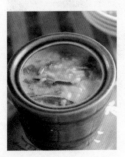

• 药膳功效 本方具有补五脏，疗虚损，除风湿，强筋骨的功效，可治气血两亏、体弱消瘦、肾虚腰痛、虚痨咳嗽、湿热身痒等症。

3 泥鳅黑豆粥

药膳配方 黑豆、黑芝麻各60克，泥鳅200克，料酒10克，葱末5克，姜末3克，味精、盐各1克，冷水1000毫升。

【制作程序】

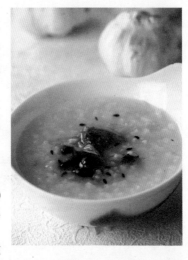

❶ 黑豆淘洗干净，用冷水浸泡2小时以上，捞出，沥干水分；黑芝麻淘洗干净。

❷ 泥鳅洗净，放入碗内，加入料酒、葱末、姜末、味精、盐，上笼蒸至熟透，去骨刺备用。

❸ 锅中加入约1000毫升冷水，将黑豆、黑芝麻放入，先用旺火烧沸，搅拌几下，然后改用小火熬煮，粥熟时放入泥鳅肉，再稍煮片刻，加入葱末、姜末调味即可。

药膳功效 补中益气，补肾壮阳，利湿，适宜脾胃虚弱，消瘦乏力，消渴多饮及肾虚阳痿者服用。

4 羊肉淡菜粥

药膳配方 粳米100克，干淡菜45克，羊肉150克，酱油、料酒各5克，味精、胡椒粉各1克，盐2克，姜丝3克，冷水1000毫升。

【制作程序】

❶将干淡菜用热水泡软，剪洗干净，备用。

❷羊肉洗净，放入沸水锅中汆一下，捞出，用冷水冲洗，切成小块，盛入盆内，加料酒、胡椒粉、酱油、姜丝拌匀，腌制入味，备用。

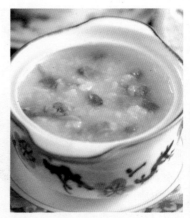

❸粳米用冷水淘洗干净，浸泡半小时后捞出，放入锅内，加入约1000毫升冷水，置旺火上煮沸，倒入羊肉块、干淡菜等，再改用小火熬煮至粥熟，加入盐、味精调味，即可盛起食用。

药膳功效 益气补虚，温中暖下，治虚劳羸瘦、腰膝疲软、产后虚冷、腹痛寒疝、中虚反胃。

5 苁蓉羊腿粥

药膳配方 粳米100克，肉苁蓉30克，羊后腿肉150克，葱末5克，姜末3克，盐2克，胡椒粉1.5克，冷水1000毫升。

【制作程序】

❶将肉苁蓉洗净，用冷水浸泡片刻，捞出切细。

❷羊后腿肉剔净筋膜，漂洗干净，切成薄片。

❸粳米淘洗干净，用冷水浸泡半小时，捞出，沥干水分。

❹取砂锅加入冷水、肉苁蓉、粳米，先用旺火烧沸，然后改用小火煮至粥成，再加入羊肉片、葱末、姜末、盐，用旺火滚几滚，待米烂肉熟，撒上胡椒粉，即可盛起食用。

药膳功效 补肾助阳，健脾养胃，润肠通便，适用于肾阳虚衰所导致的阳痿、遗精、早泄、腰膝冷痛、夜间多尿等病症。

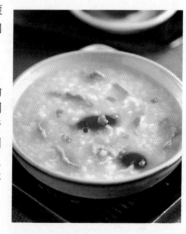

🥄 汤类药膳 5 道

1 🥢 黑豆花生羊肉汤

⚖️ 药膳配方 羊肉750克，黑豆50克，花生仁50克，木耳25克，南枣10颗，生姜2片，香油、盐适量，冷水3000毫升。

【制作程序】

❶将羊肉洗净，斩成大块，用开水煮约5分钟，漂净；将黑豆、花生仁、木耳、南枣用温水稍浸后淘洗干净，南枣去核，花生仁不用去衣。

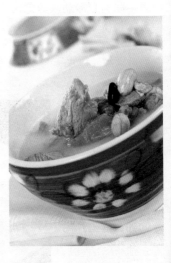

❷煲内倒入3000毫升冷水烧至水开，放入以上用料和姜用小火煲3小时。

❸煲好后，把药渣捞出，用香油、盐调味，喝汤吃肉。

🔹药膳功效 本方具有补肾益气，祛虚活血，益脾润肺等功效。

2 枸杞洋参白糖汤

药膳配方 枸杞30克，西洋参6克，白糖30克，冷水适量。

【制作程序】

❶西洋参切片；枸杞洗净。

❷以上两料共入一锅内，加水以武火煮沸，再用文火煎20分钟，投入白糖，搅匀即成。

● 药膳功效 温补肾阳，壮腰益精，用于治疗肾虚腰酸、阳痿遗精、阳虚泄泻等症。

3 黄鳝金针菜汤

药膳配方 黄鳝250克，金针菜15克，植物油60克，盐少许，冷水适量。

【制作程序】

❶将黄鳝去内脏，洗净切段。

❷将黄鳝入热油锅内稍煸，投入已清理好的金针菜，加水以文火煮熟，以盐调味即可。

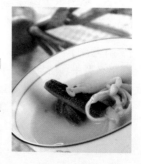

● 药膳功效 补肾养肝，温脾助胃，具有益精髓、坚筋骨、止遗泄之作用。

4 🥄 鹌鹑枸杞杜仲汤

药膳配方 鹌鹑1只，枸杞30克，杜仲15克，冷水适量。

【制作程序】

❶ 将鹌鹑去毛及内脏，洗净；枸杞、杜仲洗净。

❷ 将上述食材一同放入砂锅内加适量水以武火煮，沸后转用文火煨熟即可。

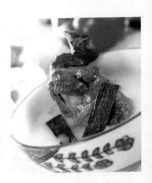

药膳功效 温补肾阳，壮腰益精，用于治疗肾虚腰酸、阳痿遗精、阳虚泄泻等症。

5 🥄 塘鲤鱼子汤

药膳配方 塘鲤鱼子适量，盐少许。

【制作程序】

❶ 准备若干新鲜塘鲤鱼子，洗净。

❷ 锅内加水，放入塘鲤鱼子，以文火煮熟，加少许盐调味即成。

药膳功效 温补肾阳，壮腰益精，用于治疗肾虚腰酸、阳痿遗精、阳虚泄泻等症。

🍮 羹类药膳 3 道

1 🍮 芦荟白果鸡肉羹

药膳配方 白果20克，鸡肉50克，芹菜20克，鸡蛋3个，鱼丸4个，香菇2个，芦荟汁30克，米酒10克，酱油10克，盐3克，高汤500毫升，冷水适量。

【制作程序】

❶ 白果去壳，洗净，去除果心；香菇去蒂，用温水浸泡后洗净、切片；芹菜洗净，切末。

❷ 鸡肉切块，加入酱油、米酒、香菇片，盛于蒸碗中，将高汤、鱼丸、白果、盐加入碗中拌匀。

❸ 鸡蛋打入碗中，用筷子搅散。

❹ 将蛋液与芦荟汁混合，倒入蒸碗中，上笼蒸25分钟左右，熄火前加入芹菜末即可。

药膳功效 本方具有补肾益气，补虚活血，益脾润肺等功效。

2 平菇莲子鸭羹

药膳配方 鸭肉250克，平菇50克，鲜莲子100克，丝瓜30克，火腿20克，料酒6克，味精2克，盐3克，大油10克，葱段12克，姜片6克，胡椒粉2克，淀粉15克，蛋清25克，鸡汤500毫升，冷水适量。

【制作程序】

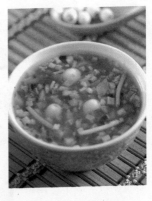

① 将鸭肉洗净，切成粒，放入碗内加入蛋清、淀粉拌匀，下沸水锅略汆一下捞起（不宜过熟），放入炖锅内，加入鸡汤、盐、料酒、姜片、葱段，上笼蒸半小时后取出，撇去浮沫备用。

② 鲜莲子去壳，下沸水锅中焯一下，去莲衣，捅去莲心；丝瓜刮去外衣，洗净切成粒；平菇去杂质，洗净切成粒；火腿切成粒。

③ 炒锅放大油烧热，烹入料酒，加入鸡汤、鸭肉、火腿、莲子、平菇、盐、味精、胡椒粉烧沸，再入丝瓜烧至入味，即可出锅装碗。

药膳功效 本方可治肾虚腰痛，遗精盗汗，精子量少，耳鸣耳聋等症。

3 韭菜虾羹

【药膳配方】小虾300克，韭菜40克，嫩豆腐2块，叉烧80克，姜1片，盐4克，淀粉、香油各5克，白糖1克，粟粉20克，色拉油10克，料酒3克，冷水适量。

【制作程序】

❶韭菜洗净，切1.5厘米长的段；叉烧切小薄片；嫩豆腐洗净切粒，放入沸水锅中烫3分钟，捞起，沥干水分。

❷小虾去头（虾头留用），去壳，挑除泥肠，加淀粉和适量盐、香油腌渍10分钟，放入沸水锅中氽熟。

❸坐锅点火，入色拉油烧热，爆香姜片，下虾头爆炒片刻，烹入料酒，加入适量冷水，煮滚约15分钟，捞起虾头不要，撇去浮沫。

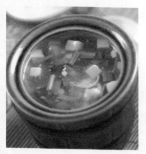

❹将叉烧片、小虾、豆腐粒放入虾汤内煮滚，用水溶粟粉勾稀芡，用盐、香油、白糖调好味，放入韭菜段兜匀，即可盛起食用。

• 药膳功效 本方具有固精、助阳、补肾、治带的功能。适用于阳痿、早泄、遗精、多尿等症。

🍃 茶类药膳 2 道

1 🍵 白术甘草茶

⚖️ 药膳配方 白术15克，甘草、绿茶各3克，冷水600毫升。

【制作程序】

将白术、甘草加水600毫升，煮沸10分钟，加入绿茶即可。

【服食方法】

分3次温饮，再泡再服，日服1剂。

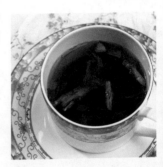

• 药膳功效 健脾补肾，益气生血。

2 🍵 菟丝茶

⚖️ 药膳配方 菟丝子50克，红糖60克，冷水适量。

【制作程序】

将菟丝子捣碎，加红糖60克，加水煎服。

• 药膳功效 适宜于肾虚所致精液异常，精液量不足，早泄，腰膝酸软等症。

❧ 蜂产品药膳 4 道

1 ❧ 蜂蜜核桃羹

 药膳配方 蜂蜜、核桃肉各1000克。

【制作程序】

核桃肉捣烂，调入蜂蜜，和匀。

【服食方法】

每次服食1匙，每日2次，温开水送服。

● 药膳功效 本方具有提神醒脑、调治肾虚的作用。

2 ❧ 参姜蜜汁

药膳配方 蜂蜜30克，姜汁30克，人参片10克。

【制作程序】

将蜂蜜、人参片放入杯中，用沸水冲泡，调入姜汁即可。

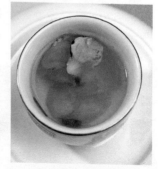

【服食方法】

代茶饮，每日1~2次。

● 药膳功效 本方具有补肾益气的作用，能够调治肾虚所致的腰背疼痛。

3 蜂蜜黄芪膏

药膳配方 蜂蜜适量，黄芪100克，冷水适量。

【制作程序】

将黄芪切片，煎汁浓缩，以蜂蜜调匀为膏状。

【服食方法】

早晚空腹服用，每次10~15克，温开水送服。

药膳功效 本方具有强身健体、提高免疫力的作用，可调治肾虚。

4 车前草蜜汁

药膳配方 蜂蜜100克，车前草、荔枝草各50克，冷水500毫升。

【制作程序】

将后2味加水500毫升，煎汤去渣取汁，加入蜂蜜调匀。

【服食方法】

日服3次，每次10克。

药膳功效 本方益肾健脾，可调治肾虚。

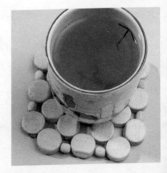

祛斑养颜的药膳

粥类药膳6道

1 芍药花粥

药膳配方 粳米100克，白芍药花2朵，红糖10克，冷水适量。

【制作程序】

❶粳米淘洗干净，用冷水浸泡半小时，捞出，沥干水分。

❷将白芍药花花瓣漂洗干净。

❸取锅加入冷水、芍药花，煮沸约10分钟，滤取浓汁。

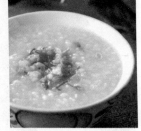

❹将锅洗净，加入冷水、粳米，先用旺火煮开，然后改用小火熬煮，至粥将成时加入芍药浓汁、红糖，续煮至粥成即可。

药膳功效 养血柔肝，祛除面斑，使气血充沛、容颜红润。

2 ╰ 茉莉花粥

药膳配方 糯米100克，葡萄干10克，茉莉花10朵，冰糖50克，冷水1000毫升。

【制作程序】

① 糯米淘洗干净，用冷水浸泡3小时，捞出，沥干水分。

② 葡萄干、茉莉花均洗净备用。

③ 锅中加入约1000毫升冷水，将糯米放入，用旺火煮至米粒开花，加入葡萄干、茉莉花和冰糖，继续煮至米烂粥稠，即可盛起食用。

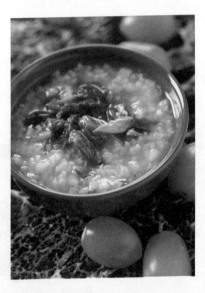

● **药膳功效** 本方具有疏肝明目，润肤祛斑，生津止渴，祛瘀治痢，通便利水，祛风解表，疗瘘，坚齿，益气力，降血压，强心，防龋，防辐射损伤，抗癌，抗衰老之功效。

3 白兰花粥

药膳配方 糯米100克，红枣50克，白兰花4朵，蜂蜜30克，白糖15克，冷水1000毫升。

【制作程序】

① 将白兰花在含苞待放时采下，择洗干净。

② 糯米淘洗干净，用冷水浸泡3小时，沥干水分。

③ 红枣洗净、去核，切丝备用。

④ 锅中加入约1000毫升冷水，将糯米放入，先用旺火烧沸，再改用小火熬煮成粥，加入红枣丝、白糖、蜂蜜、白兰花，再煮约5分钟，即可盛起食用。

• 药膳功效 清除肺热，补肾健胃，益智养颜，祛斑。

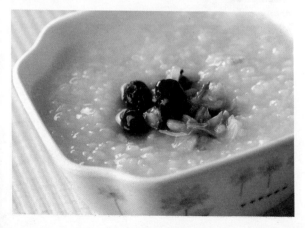

4 西米橘子粥

药膳配方 橘子3个，西米150克，白糖100克，山楂糕20克，冷水1500毫升。

【制作程序】

① 橘子剥皮，撕去筋络，逐瓣分开，用竹签捅出橘核，切成小块。

② 西米淘洗干净，用冷水浸泡发好；山楂糕切成细丁。

③ 取锅放入约1500毫升冷水，加入西米，用旺火煮沸，再加入白糖、橘子，待煮沸后装入碗内，撒上山楂糕丁即成。

药膳功效 理气润肺，醒酒止痢，美容护肤，祛斑养颜。

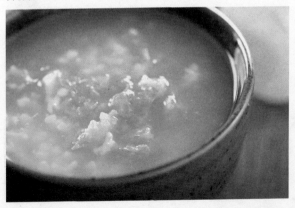

5 莲枣薏仁粥

药膳配方 薏仁150克，莲子50克，红枣5颗，冰糖15克，冷水1000毫升。

【制作程序】

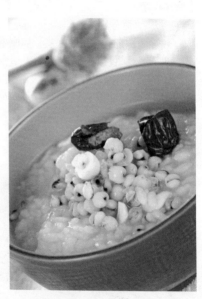

① 薏仁淘洗干净，用冷水浸泡3小时，捞出，沥干水分。

② 莲子去莲心，用冷水洗净；红枣洗净去核。

③ 锅中加入约1000毫升冷水，放入薏仁，用旺火烧沸，然后加入莲子和红枣，一起焖煮至熟透，最后调入冰糖，稍煮片刻，即可盛起食用。

● 药膳功效 润泽肌肤，美白补湿，行气活血，调经止痛，可消除粉刺、雀斑、老年斑、妊娠斑、蝴蝶斑、脱屑、痤疮、皲裂等。

6 白茄首乌粥

药膳配方 粳米100克，白茄子50克，绿豆30克，何首乌10克，白糖8克，冷水适量。

【制作程序】

❶ 粳米、绿豆分别洗净，捞出，沥干水分；何首乌、白茄子洗净，白茄子去蒂、去皮，切成小块。

❷ 将粳米、绿豆放入锅中，加入适量冷水煮开，将白茄子块、何首乌入锅，转小火继续熬煮。

❸ 待米、豆、茄子熟烂后，下入白糖拌匀，再稍焖片刻，即可盛起食用。

药膳功效 散瘀血，消肿痛，治疗寒热，祛风通络，止血，祛除老年斑，润肤养颜。

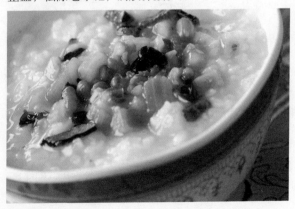

汤类药膳9道

1 丝瓜木耳汤

药膳配方 丝瓜250克，黑木耳（水发）30克，白芷15克，料酒10克，姜5克，葱10克，盐3克，味精2克，胡椒粉2克，香油20克，冷水1800毫升。

【制作程序】

① 丝瓜去皮，切3厘米见方的片；黑木耳洗净；将白芷润透，切片；姜切片，葱切段。

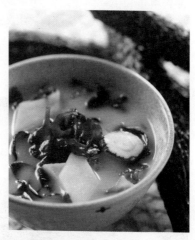

② 将丝瓜、黑木耳、白芷、姜、葱、料酒同放炖锅内，加水1800毫升，武火烧沸，再用文火炖煮30分钟，加入盐、味精、胡椒粉、香油即成。

药膳功效 本方适用于阴虚火旺，肌肤不润，面色无华，眼角鱼尾纹多等症。

2 甲鱼银耳汤

药膳配方 甲鱼1只，银耳50克，料酒、姜、葱、盐、味精、胡椒粉、香油各少许，冷水2800毫升。

【制作程序】

❶ 将甲鱼宰杀后，去头、尾、内脏及爪，将银耳用温水发透，去蒂头，撕成瓣；姜切片，葱切段。

❷ 将甲鱼和银耳同放炖锅内，加入料酒、姜、葱、水2800毫升，用武火烧沸，再用文火煮35分钟，加入盐、味精、胡椒粉、香油即成。

药膳功效 本方具有清热降火、利水消肿、滋阴润燥、美容养颜的功效。

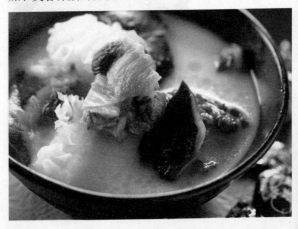

3 ⬯ 润肤蔬菜汤

药膳配方 银耳20克，海带结75克，丝瓜1根，荸荠5个，西蓝花225克，玉竹35克，天门冬15克，盐、香油各少许，冷水适量。

【制作程序】

❶ 银耳泡软，去除黄色硬蒂；海带结洗净；丝瓜洗净，去皮切块；荸荠去皮，洗净；西蓝花洗净，切小块备用。

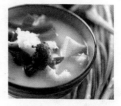

❷ 锅中倒入适量水，加入西蓝花以外的以上用料，煮20分钟，再加入西蓝花续煮约5分钟，起锅前加入盐、香油调味即可。

药膳功效 美容养颜，调节经血，减肥健体。

4 ⬯ 银耳冰糖汤

药膳配方 银耳（水发）30克，冰糖30克。

【制作程序】

❶ 将银耳用温水发透，撕成瓣状；冰糖打碎。

❷ 将银耳放入锅内，加水500毫升，武火烧沸，改用文火炖45分钟，加入冰糖即成。

药膳功效 本方适用于皮肤不润，面黑等症。

5 Ⓒ 菊花雪梨淡奶汤

药膳配方 淡牛奶500毫升，白菊花4朵，雪梨4个，白果20克，蜜糖适量，冷水适量。

【制作程序】

❶ 将白菊花洗净，摘花瓣用；雪梨削皮，取梨肉，切料；白果去壳，热水烫去衣、去心。

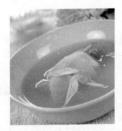

❷ 把白果、雪梨放入锅内，加冷水适量，武火煮沸后文火煲至白果熟，加菊花瓣、牛奶煮沸，熄火稍降温，再加蜜糖调匀即可。

药膳功效 排毒养颜，祛斑，调节内分泌。

6 Ⓒ 柠檬薏仁汤

药膳配方 薏仁225克，柠檬1个，绿豆30克，冷水1800毫升。

【制作程序】

❶ 柠檬洗净，剖开，切小块；薏仁、绿豆均洗净。

❷ 薏仁、绿豆放入锅中，加入1800毫升清水煮滚，煮到绽开，再加入柠檬片浸泡即可食用。

药膳功效 健脾利湿，利水消肿，补血养颜，丰肌泽肤，消斑祛色素。

7 牡蛎粉煮鸽蛋汤

药膳配方 牡蛎粉10克，鸽蛋6个，冰糖15克，冷水3000毫升。

【制作程序】

❶将冷水1500毫升放进锅内，将鸽蛋放入，烧沸。煮熟鸽蛋，用漏勺捞起，冷却后剥皮待用；将冰糖打碎成屑，待用。

❷在锅内加水1500毫升，投入牡蛎粉烧沸，加入冰糖、鸽蛋即成。

• 药膳功效 补血养颜，丰肌泽肤，消斑祛色素，补益脾胃，调中固肠。

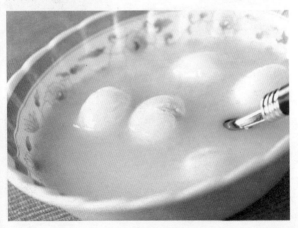

8 ⚬ 枸杞燕窝汤

⚖ 药膳配方 枸杞15克，燕窝5克，冰糖15克，冷水300毫升。

【制作程序】

❶将燕窝用温水发透，用镊子夹去燕毛，撕成条状；冰糖打碎成屑。

❷将燕窝、枸杞放入炖锅内，加水300毫升，置武火上烧沸，再用文火炖煮28分钟，加入冰糖屑即成。

• 药膳功效 本方适用于肝肾虚损，视物不清，皮肤无弹性等症。

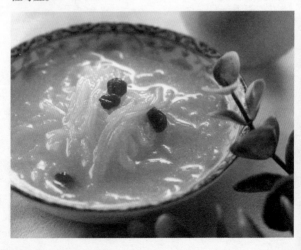

9 南瓜蘑豆牛肉汤

> **药膳配方** 牛肉125克，南瓜100克，蘑菇5个，豌豆50克，太白粉、盐、冰糖、葱、姜、植物油、酱油各少许，热开水适量。

【制作程序】

❶将牛肉洗净，切成易入口的块状大小，以太白粉、酱油和少许冰糖腌渍30分钟。

❷将南瓜刷洗干净，削除1/2的外皮，切成块状备用。

❸将蘑菇和豌豆洗净，蘑菇对切成半或切成片状备用。

❹以炒菜锅加少许植物油，爆香葱白和姜片，

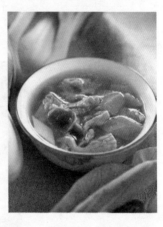

将腌好的牛肉翻炒至半熟。

❺加进3～4碗热开水，放入南瓜块，盖上锅盖至滚沸后，调文火继续煲煮30分钟。待牛肉和南瓜熟软后，加进豌豆、蘑菇和适量的盐调味，再煮10分钟即可。

药膳功效 此汤具有很好的清肠排毒、美容养颜和祛斑的功效。

❧ 羹类药膳2道

1 ❧ 黄鱼豆腐羹

⚖ 药膳配方 黄鱼肉200克，豆腐250克，熟火腿末、豌豆各少许，高汤300毫升，干淀粉、湿淀粉、蛋清、盐、色拉油、葱末、香油、胡椒粉、味精、冷水各适量。

【制作程序】

❶豆腐切小块，焯水；黄鱼蒸熟，切丁，倒在盛有蛋清的碗内，加入盐和干淀粉上浆。

❷鱼丁入热油锅炒至呈白色时倒入漏勺，沥油。

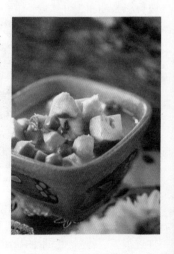

❸黄鱼丁、豆腐丁、豌豆入锅，加高汤，放盐、胡椒粉、料酒等，烧滚，湿淀粉勾稀芡，淋上香油，撒上味精、火腿末即可。

❧ 药膳功效 适用于肝肾虚损，视物不清，皮肤无弹性等症。

2 太极金笋羹

药膳配方 胡萝卜400克，鸡胸肉100克，熟火腿末15克，鸡蛋清50克，盐4克，味精2克，香油3克，湿淀粉25克，色拉油6克，鸡汤800毫升，鸡油30克，冷水适量。

【制作程序】

① 先将胡萝卜洗净，用刀切成薄片，下沸水锅中煮约1分钟捞起，放进搅拌器内，加入少许鸡汤，搅成泥状备用。

② 将鸡胸肉去筋皮，切成薄片，盛在冷水碗内，浸泡20分钟后捞出晾干，剁成泥，盛在碗里，加入鸡蛋清，用手勺慢慢搅匀，调成稀浆鸡肉末。

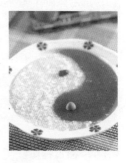

③ 炒锅加入鸡汤100毫升，烧至五六成热时，加入湿淀粉和鸡肉末煮至微沸，调入盐、味精、香油，拌匀备用。

④ 炒锅下入色拉油，放入胡萝卜泥略炒，加入剩余鸡汤和火腿末煮沸，调入盐、味精、鸡油推匀，即可装入汤碗中，把煮好的鸡肉末点缀在胡萝卜羹上面即成。

药膳功效 既有润肤、乌发、美容的作用，又有清暑泻火的功能，还可防癌抗癌。

汁类药膳 2 道

1　西红柿荸荠汁

药膳配方 荸荠、西红柿各200克，白糖30克。

【制作程序】

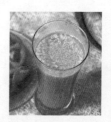

❶荸荠洗净，去皮，切碎，放入榨汁机中榨取汁液。

❷西红柿洗净，切碎，也用榨汁机榨成汁。

❸将西红柿、荸荠的汁液倒在一个杯中混合，加入白糖搅匀即成。

药膳功效 补血养颜，丰肌泽肤，消斑祛色素，补益脾胃，调中固肠。

2　甜瓜柠檬汁

药膳配方 甜瓜1个，柠檬1/4个，凉开水80毫升，冰块3块。

【制作程序】

❶甜瓜洗净，去子，切成小块；柠檬去皮，果肉切块。

❷把甜瓜块、柠檬块放到榨汁机中榨取汁液，搅打均匀后倒入杯子中，加入凉开水和冰块即可。

药膳功效 美容养颜，减肥健体。

蜂产品药膳 2 道

1 胡麻红枣蜜羹

药膳配方 白蜜200克，胡麻300克，红枣100克。

【制作程序】

红枣去核加水熬成膏。胡麻淘净略蒸，晒干，用水淘去沫再蒸，如此重复9次后炒香研为末，加入白蜜、红枣膏混匀。

【服食方法】

每次服5～10克，每日2次。

药膳功效 补血安神，祛斑养颜。

2 芹菜蜜饮

药膳配方 鲜芹菜100～150克，冷水、蜂蜜各适量。

【制作程序】

芹菜洗净捣烂绞汁，加适量水，与蜂蜜同炖温服。

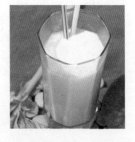

【服食方法】

每日1次。

药膳功效 本方能够祛斑养颜，安神降压。

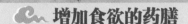

增加食欲的药膳

粥类药膳4道

1 黑米党参山楂粥

药膳配方 黑米100克，党参15克，山楂10克，冰糖10克，冷水1200毫升。

【制作程序】

❶黑米淘洗干净，用冷水浸泡3小时，捞起，沥干水分。

❷党参洗净、切片；山楂洗净，去核切片。

❸锅内加入约1200毫升冷水，将黑米、山楂片、党参片放入，先用旺火烧沸，然后转小火煮45分

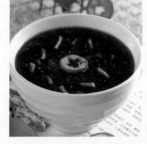

钟，待米粥熟烂，调入冰糖，即可盛起食用。

● 药膳功效

增食欲，消食积，散瘀血，驱绦虫，止痢疾。

2 乌梅粥

药膳配方 粳米100克，乌梅30克，冰糖15克，冷水适量。

【制作程序】

1. 乌梅洗净，去核。
2. 粳米淘洗干净，用冷水浸泡半小时，捞出，沥干水分。
3. 锅中加入适量冷水，放入乌梅，煮沸约15分钟。
4. 将粳米放入乌梅汤中，先用旺火烧沸，再改用小火熬煮成粥，加入冰糖拌匀，即可盛起食用。

药膳功效 本方具有增加食欲，促进消化，消除炎症，杀菌止痢的功效。

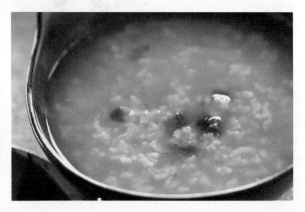

3 梅干莲子粥

药膳配方 米饭100克，莲子50克，杨梅干12颗，鸡蛋1只，冰糖15克，朗姆酒5毫升，冷水适量。

【制作程序】

❶莲子洗净，用冷水浸泡回软；杨梅干洗净。

❷鸡蛋打入碗中，用筷子搅匀。

❸将米饭放入锅中，加入适量冷水，煮约20分钟成粥状，再放入莲子、杨梅干，改用小火煮至莲子变软。

❹鸡蛋液按顺时针方向淋入锅中，约10秒后用汤勺拌动，随即加入朗姆酒及冰糖，搅拌均匀，即可盛起食用。

药膳功效 促进食欲，润肠通便，降低血脂。

4 紫米红枣粥

药膳配方 粳米30克，紫米50克，红枣8颗，冰糖50克，鲜奶油40克，冷水适量。

【制作程序】

① 紫米、粳米淘洗干净，紫米用冷水浸泡2小时，粳米浸泡半小时。

② 红枣洗净去核，浸泡20分钟备用。

③ 将紫米、粳米、红枣放入锅中，加适量冷水，以旺火煮沸，再转小火慢熬45分钟，加入冰糖，继续煮2分钟至冰糖溶化，最后加入鲜奶油，即可盛起食用。

药膳功效 发汗解表，温中止呕，增加食欲。

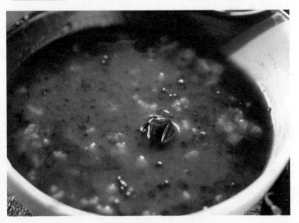

☙ 汤类药膳 4 道

1 ☙ 荷叶冬瓜薏仁汤

⚖ 药膳配方 鲜荷叶半张，冬瓜500克，薏仁30克，盐、味精各3克，冷水适量。

【制作程序】

❶荷叶洗干净；冬瓜去皮，洗净，切4厘米长、2厘米宽的块；薏仁去泥沙，淘洗干净。

❷薏仁、荷叶、冬瓜同放炖锅内，加水适量，置武火上烧沸，再用文火炖35分钟，除去荷叶，加入盐、味精即成。

• 药膳功效 增食欲，消食积，益气健脾。

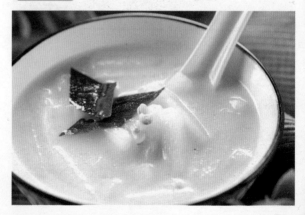

2 笋鸡银芽汤

药膳配方 鸡胸骨架1副，竹笋50克，绿豆芽125克，老姜、葱花、盐、香油少许，冷水适量。

【制作程序】

① 将鸡胸骨架洗干净；绿豆芽洗净；竹笋切丝。

② 煲适量水，待锅里水煮沸后将姜片和鸡胸骨架整块投入。煮20分钟左右，见鸡胸肉变得熟白时，捞起骨架将上面的肉剥撕成一条条鸡肉丝。

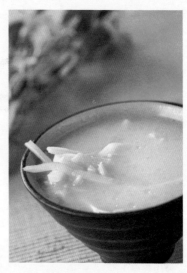

③ 把鸡骨架放回汤里，以文火继续炖煮约30分钟，此时高汤香味逐渐释出，加入切好的笋丝和绿豆芽炖煮约10分钟。加少许盐调味，把鸡丝肉加入汤里，再撒上葱花，淋些许香油即可。

药膳功效 本方具有增加食欲，促进消化。

3 香菇鱼头汤

药膳配方 香菇30克，鱼头1个（500克），料酒10克，盐3克，味精2克，姜5克，葱10克，香油15克，冷水1800毫升。

【制作程序】

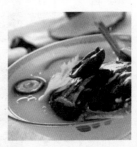

❶将香菇洗净，一切两半；鱼头洗净，去鳃，剁成4块；姜切片，葱切段。

❷将香菇、鱼头、料酒、姜、葱同放炖锅内，加水1800毫升，置武火上烧沸，再用文火煮30分钟，加入盐、味精、香油即成。

药膳功效 发汗解表，温中止呕，增加食欲。

4 大麦羊肉汤

药膳配方 大麦仁、羊肉各500克，草果5只。

【制作程序】

❶羊肉洗净切块，与草果共煮汤，去渣留汤。

❷大麦仁淘净，入水煮至半熟，捞出再以羊肉、草果熬成的汤煮熟大麦仁，加盐调味即可。

药膳功效 补气，健脾，固肾。

🍃 羹类药膳 4 道

1 🍲 银丝香羹

药膳配方 玉米笋30克，毛豆25克，粉丝150克，胡萝卜半根，红尖椒1个，香菇3个，芹菜1棵，色拉油5克，生抽6克，香油3克，盐1.5克，湿淀粉25克，姜末2克，胡椒粉、味精各1克，冷水适量。

【制作程序】

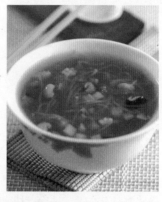

① 胡萝卜、玉米笋、红尖椒、香菇均洗净切丁；芹菜洗净切末；粉丝放沸水中烫熟，捞出用冷水冲凉，切断备用。

② 色拉油入锅烧热，放入胡萝卜丁、红尖椒丁、香菇丁、玉米笋丁、毛豆爆炒2分钟，加入盐、生抽、姜末和适量冷水，放入粉丝同煮至滚。

③ 下入胡椒粉和味精调味，以湿淀粉勾稀芡，淋上香油，撒入芹菜末，即可盛起食用。

药膳功效 增食欲，消食积，益气健脾。

2 🍵 橘子山楂桂花羹

⚖️ 药膳配方 橘子、山楂各50克，桂花20克，白糖10克，冷水适量。

【制作程序】

❶橘子剥皮、去核，切成小丁；山楂去核，洗净，切片；桂花洗净。
❷将橘子、山楂、桂花放入炖锅内，加入适量冷水，置旺火上烧沸，改用小火煮25分钟，加入白糖，搅拌均匀，即可盛起食用。

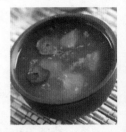

🍵 药膳功效 增食欲，消食积，散瘀血。

3 🍵 蟹味菇羹

⚖️ 药膳配方 蟹味菇300克，葱末10克，色拉油6克，盐1.5克，面粉30克，胡椒粉、味精各1克，冷水适量。

【制作程序】

❶将蟹味菇去蒂，洗净，切成薄片，面粉调成糊。
❷坐锅点火，入色拉油烧热，投入葱末爆香，加入蟹味菇片、盐、味精、胡椒粉和适量冷水，烧沸后加入面粉糊，搅拌成稀糊状即可。

🍵 药膳功效 促进食欲，润肠通便，降低血脂。

4 虾仁豆腐羹

药膳配方 虾仁400克，豆腐200克，青豆、胡萝卜各50克，盐3克，胡椒粉3克，淀粉25克。

【制作程序】

① 虾仁洗净；豆腐浸泡，切块；胡萝卜洗净，切丁备用。

② 水烧开，将虾仁、青豆、胡萝卜丁放入稍汆后捞出。

③ 另烧开水，加入虾仁、青豆、胡萝卜丁和豆腐，加盐、胡椒粉煮2分钟，用水淀粉勾芡即可。

药膳功效 开胃健脾，补脑健体。

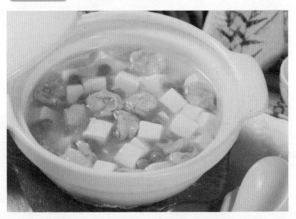

☙ 汁类药膳 3 道

1 ☙ 草莓柚奶汁

药膳配方 草莓50克，葡萄柚1个，酸奶200毫升，蜂蜜10克，淡盐水适量。

【制作程序】

❶ 葡萄柚去皮，切成小块；草莓去蒂，放入淡盐水中浸泡片刻，冲洗干净。

❷ 将葡萄柚块和草莓放入榨汁机中，添加适量酸奶，一起搅打成汁。

❸ 将草莓柚奶汁倒入杯中，加入蜂蜜调味，即可直接饮用。

药膳功效 开胃消食，补血益血。

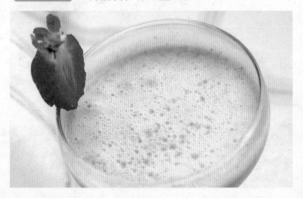

2 🍸 青果薄荷汁

药膳配方 猕猴桃3个，苹果1个，薄荷叶3片。

【制作程序】

❶ 猕猴桃去皮取瓤，切成小块；苹果洗净后去核去皮，也切成小块。

❷ 薄荷叶洗净，放入榨汁机中打碎，过滤干净后倒入杯中。

❸ 猕猴桃块、苹果块也入榨汁机中搅打成汁，倒入装薄荷汁的杯中拌匀，直接饮用即可。

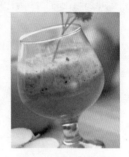

药膳功效 生津止渴，健胃消食。用于口渴，食欲不振。

3 🍸 双椒汁

药膳配方 红椒、黄椒各2个，凉开水60毫升。

【制作程序】

❶红椒、黄椒分别洗净，去子和筋膜，切成长条状。

❷把红椒条、黄椒条放入榨汁机中榨取汁液。

❸将双椒汁滤净后倒入杯中，加入凉开水搅匀，直接饮用即可。

药膳功效 消食和胃。用于治疗脾虚湿滞所致的脘腹胀闷、食欲不振、体困便溏等症。

🍵 茶类药膳 2 道

1 🍵 西红柿绿茶

⚖️ 药膳配方 绿茶1.0~1.5克，西红柿50~150克，开水400毫升。

【制作程序】

西红柿洗净，用开水烫后去皮、捣碎，和绿茶混合置于杯中，加开水400毫升即成。

🍵 药膳功效 凉血止血，生津止渴。适用于眼底出血、高血压、牙龈出血、阴虚口渴、食欲不振等症。

---

2 🍵 党参红枣茶

⚖️ 药膳配方 党参20克，红枣10~20颗，茶叶3克，冷水适量。

【制作程序】

将党参、红枣洗净，同煮茶饮用。

🍵 药膳功效 补脾和胃，益气生津。适用于体虚、病后饮食减少、体困神疲、心悸怔忡、妇女脏燥等症。

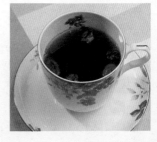

🐝 蜂产品药膳 2 道

1 🥄 菠萝蜜

药膳配方 蜂蜜30克，菠萝肉120克，冷水适量。

【制作程序】

菠萝肉切小丁，加蜂蜜，入水煎服。

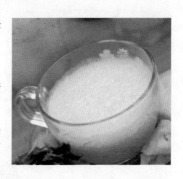

【服食方法】

每日1剂，症状好转即可。

药膳功效 本方提神醒脑、开胃健脾，可治食欲不振。

2 🥄 蜜拌西红柿

药膳配方 浅色蜂蜜50克，西红柿250克。

【制作程序】

将西红柿洗净切成片，加入蜂蜜，拌匀后食用。

【服食方法】

每日1剂，症状好转即可。

药膳功效 本方开胃健脾，可治食欲不振。

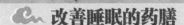

改善睡眠的药膳

❧ 粥类药膳 3 道

1 ❧ 玉竹冰糖粥

药膳配方 粳米100克，鲜玉竹60克，冰糖50克，冷水适量。

【制作程序】

❶ 鲜玉竹洗净，去掉根须后切碎，加水煎煮，取浓汁去渣。

❷ 粳米淘洗干净，用冷水浸泡半小时，捞出，沥干水分。

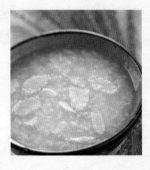

❸ 粳米与玉竹汁一同入锅，先用旺火烧沸，搅拌几下，再改用小火熬煮成粥，然后放入冰糖，再稍煮片刻，即可盛起食用。

药膳功效 滋阴润肺，生津止渴，养心安神，可改善睡眠。

2 红豆莲藕粥

药膳配方 糯米50克，莲藕80克，红豆40克，莲子20克，果糖15克，冷水适量。

【制作程序】

① 糯米、红豆分别淘洗干净，用冷水浸泡2~3小时，捞出，沥干水分。

② 莲子洗净，用冷水浸泡回软；莲藕洗净，切片。

③ 锅中加入约1500毫升冷水煮沸，将红豆、糯米、莲子、莲藕片依次放入，再次煮滚后转小火慢熬约2小时。

④ 见粥稠以后，加入果糖拌匀，即可盛起食用。

药膳功效 健脾和胃，养心安神，对于睡眠障碍、痔疮、脱肛、恶疮有治疗功效。

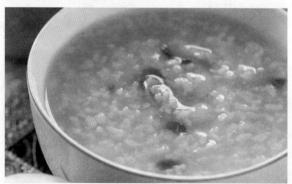

3 ᨁ 芡实茯苓粥

药膳配方 粳米100克，芡实粉、茯苓粉各50克，桂圆肉20克，盐1.5克，温水、冷水各适量。

【制作程序】

❶ 将芡实粉、茯苓粉一同放碗内，用温水调成糊。

❷ 粳米淘洗干净，用冷水浸泡半小时，捞起，沥干水分。

❸ 锅中加入约1200毫升冷水，将粳米、桂圆肉放入，用旺火烧沸，缓缓倒入芡实茯苓糊，搅拌均匀，改用小火熬煮。

❹ 见米烂粥成时，下入盐调好味，稍焖片刻，即可盛起食用。

药膳功效 消毒解热，利尿通乳，消渴，安神助眠。

汤类药膳5道

1 荸荠荔枝排骨汤

药膳配方 荸荠100克，荔枝肉50克，红枣10颗，排骨250克，老姜、盐少许。

【制作程序】

❶将排骨洗干净，待锅中开水煮沸后将排骨投入，并将老姜切片，投入5~6片，转文火炖煮。

❷荸荠削皮、对切成半儿。

❸排骨汤煮1小时后，加进荸荠、荔枝肉和红枣，调文火继续熬煮30分钟，食用前添加少许盐调味即可。

药膳功效 补钙健脑，养心安神，可改善睡眠。

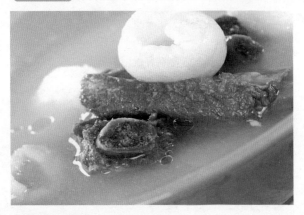

2 🍵 赤小豆莲子清鸡汤

⚖ 药膳配方 赤小豆100克，莲子50克，陈皮1块，嫩鸡1只，盐少许，冷水适量。

【制作程序】

❶ 将鸡去毛、去内脏、去肥膏，洗净，放滚水煮5分钟；赤小豆、莲子肉和陈皮洗干净，莲子肉保留莲子衣、去莲子心。

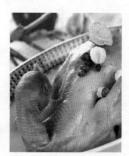

❷ 瓦煲加冷水，用文火煲至水滚，放入以上食材，改用中火继续煲3小时，加少许盐调味即可饮用。

药膳功效 养心安神，有助睡眠。

【注意事项】

伤风感冒、咳嗽未愈者不宜饮用。

- -

3 🍵 牛奶蜂蜜汤

⚖ 药膳配方 牛奶1杯，蜂蜜适量。

【制作程序】

牛奶入锅内煮沸，调入蜂蜜搅匀即成。

药膳功效 补血补钙，润肠通便，促进睡眠。

4 黑豆柏子枣仁汤

药膳配方 黑豆50克，柏子仁20克，酸枣仁10克，冷水适量。

【制作程序】

❶黑豆、柏子仁、酸枣仁分别洗净。

❷以上三料同放入一锅内，加水用文火煮至酥透即可。

• **药膳功效** 补血安神，促进睡眠。

5 核桃牛奶煮豆浆

药膳配方 核桃肉30克，牛奶、豆浆各100毫升，白糖、冷水各适量。

【制作程序】

将核桃肉与牛奶、豆浆同入一锅内，加适量冷水，以文火煮沸，调入白糖即成。

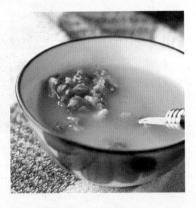

• **药膳功效** 补血补钙，促进脑循环，增强记忆力，改善睡眠。

羹类药膳 2 道

1 琥珀莲子羹

药膳配方 莲子200克，桂圆肉100克，冰糖20克，糖桂花10克，温水、冷水各适量。

【制作程序】

❶ 莲子剥去硬皮，捅去心，用温水浸泡后洗净。

❷ 将莲子放入砂锅内，加入适量冷水，先用旺火烧沸，再改用小火炖约半小时后，捞出备用。

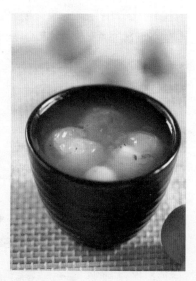

❸ 用一颗桂圆肉包一粒莲子仁，颗颗包好，放入砂锅内，加冰糖和适量冷水烧沸，撇去浮沫，再用小火炖至熟烂，倒入糖桂花即成。

药膳功效 调节脑细胞代谢，安眠健脑。

2 猕猴桃鲜藕羹

药膳配方 猕猴桃100克，鲜藕50克，水淀粉10克，白糖15克，冷水适量。

【制作程序】

❶ 猕猴桃冲洗干净，去皮取瓤，用搅汁机搅成汁，放入碗中。

❷ 鲜藕洗净，切成小丁，放入碗内备用。

❸ 锅内注入适量冷水，上火烧沸，放入猕猴桃汁、鲜藕丁，再开锅时下入水淀粉勾芡，最后加入白糖调匀，盛入碗中即可。

药膳功效 补心健脾，养血安神。适用于心脾不足之精神衰疲、心悸、睡眠不足、健忘等症。

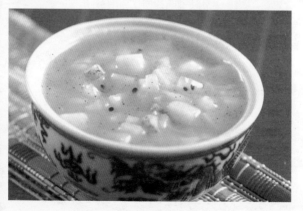

汁类药膳 3 道

1 牛奶椰汁

药膳配方 椰子1个，白糖50克，牛奶100毫升，凉开水200毫升。

【制作程序】

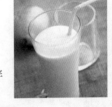

❶将椰子肉取出，放入榨汁机中，加入凉开水搅打成汁，取出去渣。

❷椰子水倒入沸水锅中，煮滚，加白糖煮至溶化。

❸将椰子水倒入杯中，加入牛奶拌匀，即可饮用。

药膳功效 调节脑细胞代谢，安眠健脑。

---

2 木瓜鲜奶汁

药膳配方 木瓜300克，鲜牛奶250毫升，白糖10克，冰块3块。

【制作程序】

❶取新鲜熟透的木瓜，去皮、核，切成大块。

❷将木瓜块、鲜牛奶放入榨汁机中，打碎成浓汁。

❸杯中放入冰块，倒入木瓜鲜奶汁，加入白糖即可。

药膳功效 改善睡眠，提高精神，调经止痛。

3 卷心菜菠萝汁

药膳配方 卷心菜150克，菠萝1/4个，苹果1个，柠檬1/2个，蜂蜜15克，冰块4块。

【制作程序】

❶ 卷心菜洗净，切成小片；菠萝、苹果洗净，切小块；柠檬去皮，果肉切块备用。

❷ 将卷心菜片、菠萝块、苹果块、柠檬块放入榨汁机中榨取汁液。

❸ 将果菜汁倒入杯中，加入冰块和蜂蜜拌匀，即可直接饮用。

药膳功效 补血养颜，促进睡眠。

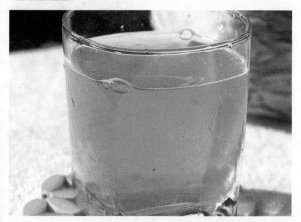

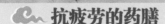

抗疲劳的药膳

❧ 粥类药膳 4 道

1 糯米花生麦粥

药膳配方 糯米100克，花生仁50克，小麦米50克，冰糖75克，冷水1000毫升。

【制作程序】

❶糯米、小麦米洗净，用冷水浸泡2~3小时，捞起，沥干水分。

❷花生仁洗净，用冷水浸泡回软。

❸锅中注入约1000毫升冷水，将小麦米、花生仁放入，用旺火烧沸，然后加入糯米，改用小火熬煮至熟。

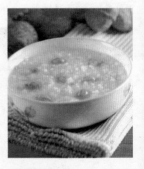

❹冰糖下入粥中，搅拌均匀，稍焖片刻，即可盛起食用。

药膳功效 减轻疲劳，预防心脏疾病。

2 ✿ 角鱼干贝粥

药膳配方 粳米200克，角鱼1条，干贝20克，盐2克，植物油8克，酱油6克，姜丝2克，葱末3克，冷水2000毫升。

【制作程序】

❶ 将粳米洗净，沥干水分，放入少许盐、酱油拌腌。

❷ 干贝浸开，撕成细条；角鱼洗净，鱼肉切片，加入酱油、植物油拌匀。

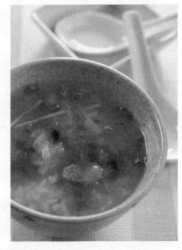

❸ 锅中加入约2000毫升冷水，将粳米、干贝放入，先用旺火烧沸，搅拌几下，再改用小火熬煮成粥。

❹ 在煮好的白粥里放入角鱼片拌匀，再稍煮片刻，撒上姜丝、葱末，即可盛起食用。

药膳功效 可促进机体受损后细胞的再生，还可以提高人体免疫功能，延年益寿，消除疲劳。

3 荔枝鸭粥

药膳配方 粳米100克，光鸭1只，荔枝肉50克，鲜荷叶1张，盐1.5克，酱油、料酒各5克，植物油20克，冷水适量。

【制作程序】

❶ 粳米淘洗干净，用冷水浸泡半小时，捞出，沥干水分。

❷ 光鸭洗净，下沸水锅煮至半熟，捞出晾干，去骨，鸭肉切成薄片，加料酒、酱油拌匀。

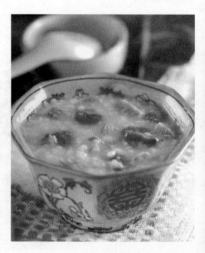

❸ 炒锅放入植物油烧热，下鸭肉片、荔枝肉，加入煮鸭原汤和盐，用中火煮半小时放入粳米，用荷叶盖在上面，一同煮熟即可。

药膳功效 本方有补肾，改善肝功能，加速毒素排出，促进细胞生成，抵抗疲劳的功效。

4 鹌鹑山药粥

药膳配方 粳米100克，鹌鹑1只，山药50克，姜丝3克，葱末5克，盐2克，冷水适量。

【制作程序】

❶ 山药洗净，去皮，切成丁。

❷ 粳米淘洗干净，用冷水浸泡半小时，捞出，沥干水分。

❸ 将鹌鹑去毛及内脏，洗净去骨，鹌鹑肉切成小碎块。

❹ 将粳米、山药、鹌鹑肉同放锅内，加入冷水，先用旺火烧沸，然后改用小火慢煮，至米烂肉熟时加入姜丝、葱末、盐调味，即可食用。

药膳功效 养血益气，补肾壮阳，缓解疲劳。

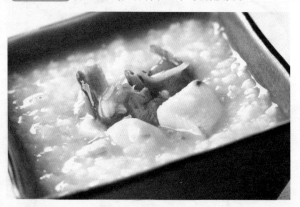

❤ 汤类药膳 8 道

1 ⦿ 茯苓鹌鹑蛋汤

⚖ 药膳配方 茯苓20克，鹌鹑蛋5克，白糖15克，冷水500毫升。

【制作程序】

❶将茯苓研成细粉；鹌鹑蛋打入碗内，搅散。

❷炖锅内加入冷水500毫升，用中火烧沸，将茯苓粉和鹌鹑蛋边搅边倒入沸水中，同时加入白糖，熟透后即可。

• 药膳功效 本方对治疗体虚疲劳，肾虚水肿有很好的功效。

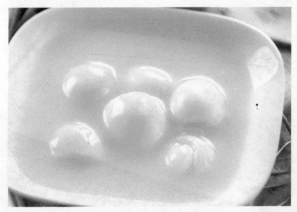

2 杏仁豆腐汤

药膳配方 甜杏仁100克，豆腐250克，盐少许，温水、冷水适量。

【制作程序】

❶ 将杏仁入温水略浸，剥去外皮剁碎，放入锅内加水煮沸。

❷ 投入切成小块的豆腐，续煮至杏仁酥透，以盐调味即可。

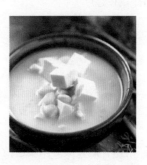

• **药膳功效** 减轻疲劳，预防心脏疾病。

3 珍珠燕窝汤

药膳配方 珍珠粉、燕窝各6克，冰糖15克，冷水300毫升。

【制作程序】

❶ 将燕窝用温水发透，用镊子夹去燕毛，洗净，撕成条状；冰糖打成屑。

❷ 将燕窝放入炖锅内，加水300毫升，置武火上烧沸，再用文火炖煮28分钟，加入珍珠粉、冰糖屑即成。

• **药膳功效** 补气活血，改善神经系统，减轻疲劳。

4 ⚞ 党参牛排汤

⚖ 药膳配方 牛排100克，党参、桂圆肉各20克，姜1片，盐少许，冷水适量。

【制作程序】

❶将牛排洗净，切块。

❷将党参、桂圆肉、生姜分别洗净。

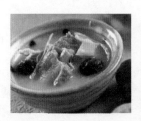

❸将上述材料一齐放入锅内，加适量水，武火煮沸后，文火煲3小时，调味即可。

● 药膳功效 温补肾阳，壮腰益精，缓解疲劳，用于治疗肾虚腰酸、阳痿遗精等症。

5 ⚞ 鲫鱼豆芽汤

⚖ 药膳配方 活鲫鱼1条，黄豆芽30克，通草3克，冷水适量。

【制作程序】

❶将鲫鱼刮鳞、去内脏、洗净；黄豆芽、通草洗净。

❷将鲫鱼放入锅内，加适量水炖煮。

❸鲫鱼半熟时加入黄豆芽、通草，煮至鱼熟汤成时捞去通草，饮汤食鱼肉。

● 药膳功效 补肾气，益精髓，缓解疲劳。

6 莲藕牛腩汤

药膳配方 牛腩250克，莲藕250克，赤小豆25克，生姜2片，蜜枣4颗，盐少许，冷水适量。

【制作程序】

❶选鲜牛腩，洗净，切大块，割去肥脂，用开水烫后过冷水，漂洗干净，滴干水；莲藕洗净，刮皮去节，拍成大块；赤小豆、生姜、蜜枣洗净。

❷将以上用料放入冷水煲内，武火煲开后，改文火煲3小时，加盐调味即可。

药膳功效 补五脏，疗虚损，除风湿，强筋骨，可治气血两亏、肾虚腰痛、体虚疲劳等症。

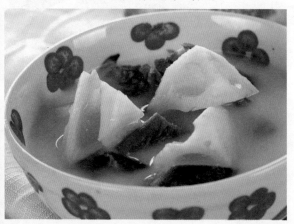

7 枸杞炖羊肉汤

药膳配方 枸杞50克，羊髀（羊大腿）肉500克，桂圆肉25克，生姜2片，红枣2颗，料酒1汤匙，盐少许，凉开水适量。

【制作程序】

❶ 将羊髀肉斩件，放入开水中煮5分钟左右，捞起，用清水洗干净，沥干。

❷ 将枸杞、桂圆肉、生姜和红枣分别用清水浸透，洗净备用。

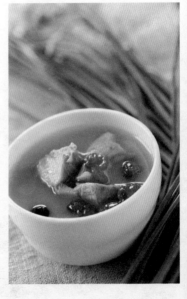

❸ 将以上用料全部放入炖盅内，加入适量凉开水和1汤匙料酒，盖上炖盅盖放入锅内，隔水炖4小时左右，以少许盐调味，即可以佐膳饮用。

药膳功效 养血益气，补肾壮阳，清肝明目，缓解疲劳。

8 芝麻红枣水鱼汤

药膳配方 黑芝麻50克，红枣10颗，黑豆100克，水鱼1只，生姜1片，盐少许，冷水适量。

【制作程序】

❶水鱼治净，去内脏；黑芝麻、黑豆放入锅中，不加油炒至豆衣裂开、黑芝麻炒香；红枣、生姜洗净，红枣去核，生姜去皮，切片。

❷瓦煲加入冷水，用文火煲至水滚，放入全部材料，改用中火继续煲3小时，加少许盐调味，即可饮用。

药膳功效 本方有补肾，加速毒素排出，促进细胞生成，抵抗疲劳的功效。

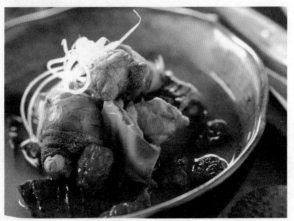

🐟 羹类药膳 3 道

1 🍵 丝瓜银耳虾羹

⚖️ 药膳配方 丝瓜300克，虾仁150克，叉烧肉60克，银耳15克，冷水适量，姜1片，色拉油6克，香油5克，胡椒粉2克，淀粉3克，盐1.5克，白糖1克，粟粉10克，高汤1000毫升，冷水适量。

【制作程序】

❶银耳用冷水泡发膨胀后，择洗干净，撕成小朵；叉烧肉洗净，切小薄片。

❷丝瓜去皮洗净，切粒，放入沸水中焯熟，捞出过凉，沥干水分。

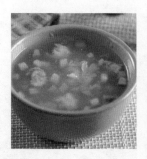

❸虾仁洗净，抹干水，加淀粉和适量香油、胡椒粉腌渍10分钟，然后放入滚水中焯熟，捞出备用。

❹坐锅点火，加入色拉油烧热，爆香姜片，加入高汤，放入银耳煮滚片刻，下丝瓜粒、叉烧肉片、虾仁，调入盐、白糖、香油、胡椒粉，用粟粉加冷水勾芡，盛汤碗内即可。

• 药膳功效 本方对治疗体虚疲劳，肾虚水肿有很好的功效。

2 冬瓜肉末羹

【药膳配方】 冬瓜300克，猪肉100克，青豆30克，胡萝卜20克，湿淀粉30克，盐3克，生抽、香油各5克，胡椒粉1克，鸡汤400毫升，冷水适量。

【制作程序】

❶冬瓜洗净，去皮，刨碎后连汁放锅内蒸熟。

❷胡萝卜洗净，剁碎；青豆洗净。

❸猪肉洗净切末，拌入盐、生抽腌10分钟左右。

❹锅中加入鸡汤和适量冷水，将冬瓜碎放入，煲滚，加青豆、胡萝卜及肉末再煮滚，拌入湿淀粉调成羹，最后加入盐、香油、胡椒粉调好味，即可盛起食用。

• 药膳功效 加强细胞带氧功能，消除疲劳。

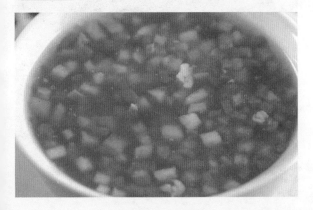

3 西米苹果羹

药膳配方 苹果100克，西米50克，白糖30克，水淀粉30克，糖桂花5克，冷水适量。

【制作程序】

① 将苹果冲洗干净，削去果皮，对剖成两瓣，剔去果核，再改刀切成丁块。

② 西米淘洗干净，用冷水浸泡胀发，捞出，沥干水分。

③ 取锅注入适量冷水，烧沸后加入西米、苹果，用旺火再次煮沸，然后改用小火略煮，加入白糖、糖桂花，用水淀粉勾稀羹即成。

药膳功效 加强细胞带氧功能，消除疲劳。

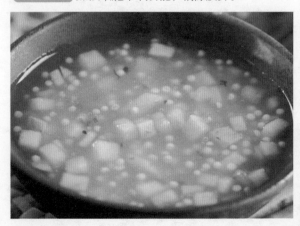

汁类药膳 3 道

1 菠菜橘子汁

药膳配方 菠菜1棵，橘子1个，酸奶100毫升，蜂蜜15克。

【制作程序】

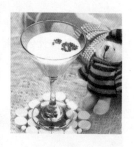

① 菠菜洗净，切碎；橘子去皮、分瓣，对半儿切开后去子。

② 将菠菜和橘子放入榨汁机中，搅打成汁后倒入杯中，加入酸奶和蜂蜜，拌匀即可。

● **药膳功效** 清热化痰，润肺散结，抵抗疲劳。

2 小黄瓜柳丁汁

药膳配方 小黄瓜4根，柳丁2个，凉开水80毫升。

【制作程序】

① 将小黄瓜洗净切块；柳丁去皮。

② 将小黄瓜块、柳丁放入榨汁机中搅打均匀，倒入杯中，加入凉开水即可。

● **药膳功效** 清热解毒，缓解疲劳。

3 二参红枣饮

药膳配方 党参、北沙参各10克，红枣5颗，冰糖20克，冷水200毫升。

【制作程序】

① 把红枣洗净，去核；党参、北沙参切片备用。

② 把红枣、党参、北沙参放入炖锅内，注入冷水，置中火上烧沸，再用小火煮15分钟。

③ 将煎好的液汁倒入杯中，加入冰糖调匀，直接饮用即可。

药膳功效 滋阴补肾，补气养血，抵抗疲劳。

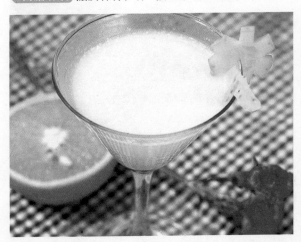

🐝 蜂产品药膳 2 道

1 🍷 双花蜂蜜饮

⚖ 药膳配方 金银花、杭菊花各10克，蜂蜜适量。

【制作程序】

先将金银花和菊花洗净，用水煎至沸腾片刻，冷却后冲蜂蜜服用。如冷藏后再冲蜂蜜，口味更佳。

【服食方法】

每日1剂。

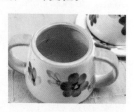

🍯 药膳功效 本方具有提神醒脑、清热镇痛的作用，可减轻身体疲劳。

2 🍷 柠檬蜜饮

⚖ 药膳配方 蜂蜜1匙，柠檬1个，矿泉水适量。

【制作程序】

将柠檬榨汁与蜂蜜混合，加入少量矿泉水即可。

【服食方法】

睡前服用。

🍯 药膳功效 本方具有提神醒脑，润肤的作用，能够迅速消除身体疲劳、改善肌肤缺水状况。

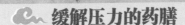

缓解压力的药膳

✦ 粥类药膳 5 道

1 猪肺薏仁粥

药膳配方 粳米100克，薏仁100克，猪肺100克，盐2克，冷水2000毫升。

【制作程序】

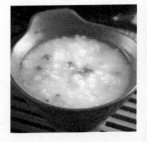

❶ 将猪肺反复冲洗干净，切成小块，用开水略烫后捞出；薏仁、粳米淘洗干净，薏仁用冷水浸泡5小时，粳米浸泡半小时，分别捞出，沥干水分。

❷ 锅中加入约2000毫升冷水，将薏仁、粳米放入，用旺火烧沸后放入猪肺块，然后改用小火慢慢熬煮。

❸ 粥将成时下入盐，搅拌均匀，即可盛起食用。

• 药膳功效 降低血中胆固醇以及三酸甘油酯，缓解压力，并可预防高脂血症、高血压、中风、心血管疾病。

2 🍵 荸荠海蜇粥

药膳配方 粳米100克，海蜇100克，荸荠4个，白糖15克，冷水1000毫升。

【制作程序】

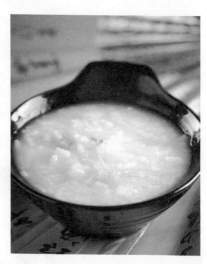

❶粳米淘洗干净，用冷水浸泡半小时，捞出，沥干水分。

❷海蜇反复漂洗干净，切成细丝。

❸荸荠洗净，去皮切丁。

❹锅中加入约1000毫升冷水，将粳米放入，先用旺火烧沸，加入海蜇丝、荸荠丁，再改用小火慢慢熬煮。

❺待粳米熟烂时下入白糖调好味，再稍焖片刻，即可盛起食用。

• 药膳功效 软坚化痰，润肺清热，消积润肠，降血压，防止头痛，缓解精神压力。

3 枇杷银耳粥

药膳配方 粳米100克，枇杷5颗，银耳30克，冰糖10克，冷水适量。

【制作程序】

① 粳米淘洗干净，用冷水浸泡发好，捞起，沥干水分。

② 枇杷冲洗干净，撕去外皮，切成两半儿，剔去果核。

③ 银耳用温水浸泡涨发，择洗干净，大者撕碎。

④ 取锅加入冷水、银耳、粳米，用旺火煮沸后，改用小火熬煮，至粥将成时加入枇杷、冰糖，再煮两三沸即成。

药膳功效 滋阴润肺，养胃生津，安神明目，保湿除皱，可用于缓解压力。

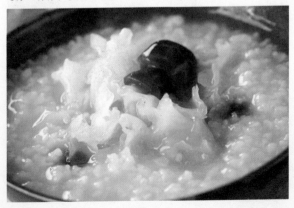

4 翠衣甜粥

药膳配方 粳米100克，西瓜皮200克，冰糖30克，冷水1000毫升。

【制作程序】

❶西瓜皮洗净，切细丝，用纱布绞出汁液。

❷粳米淘洗干净，用冷水浸泡半小时，捞出，沥干水分。

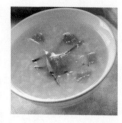

❸将粳米放入锅内，加入约1000毫升冷水，置旺火上烧沸，改用小火煮45分钟后，放入西瓜汁液及冰糖拌匀，再稍焖片刻，即可盛起食用。

药膳功效 滋阴润肺，理气安神，缓解压力。

5 甘露子粥

药膳配方 粳米100克，甘露子（草石蚕）50克。

【制作程序】

❶粳米淘洗干净，用冷水浸泡半小时，捞出，沥干水分。

❷甘露子冲洗干净。

❸锅中加入约1000毫升冷水，放入甘露子、粳米，用旺火煮沸后改用小火，煮至粥成，加入白糖调味。

药膳功效 生津润燥，止咳除烦，防止头痛，缓解压力。

❧ 汤类药膳 6 道

1 哈密瓜银耳猪瘦肉汤

⚖ 药膳配方 哈密瓜500克，银耳20克，猪瘦肉500克，蜜枣3颗，盐5克，冷水1500毫升。

【制作程序】

❶将哈密瓜去皮、瓤，洗净，切成块状；银耳浸泡，去除根蒂部硬结，撕成小朵，洗净；蜜枣洗净；猪瘦肉洗净，飞水。

❷将冷水1500毫升放入瓦煲内，煮沸后加以上用料，武火煲滚后改用文火煲2小时，加盐调味即可。

● 药膳功效 润肺清热，软坚化痰，消积润肠，降血压，防止头痛，缓解精神压力。

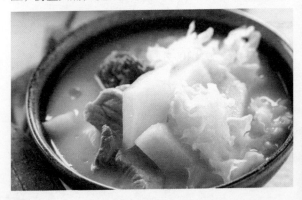

2 薏仁荷叶瘦肉汤

药膳配方 薏仁50克，鲜荷叶半张，猪瘦肉250克，料酒5克，盐、味精各3克，冷水适量。

【制作程序】

❶薏仁、荷叶洗净；猪瘦肉洗干净，切薄片。

❷薏仁、荷叶同放锅内，加入冷水适量，置武火上烧沸，再用文火煮30分钟，除去荷叶，加入猪瘦肉、盐、味精煮熟即成。

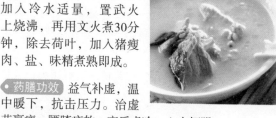

药膳功效 益气补虚，温中暖下，抗击压力。治虚劳羸瘦、腰膝疲软、产后虚冷、心内烦躁。

3 黄芪枸杞乳鸽汤

药膳配方 乳鸽1只，黄芪50克，枸杞、百合、莲子各30克。

【制作程序】

❶乳鸽拔毛去内脏，洗净放入砂锅内。

❷加入洗净的药材，加适量水以文火炖熟即可。

药膳功效 益气补虚，温中暖下，缓解压力。

4 黑豆莲子老鸭汤

药膳配方 黑豆75克，老鸭（收拾干净）1只，猪瘦肉188克，莲子38克，玉竹38克，薏仁19克，桂圆38克，姜2片，盐适量，冷水适量。

【制作程序】

❶洗干净黑豆、玉竹、薏仁、莲子和桂圆肉；洗干净老鸭和猪瘦肉，氽烫后再冲洗干净。

❷煲滚适量水，放入黑豆、玉竹、薏仁、莲子、桂圆肉、老鸭、猪瘦肉和姜片，水滚后改文火煲约150分钟，下盐调味即成。

药膳功效 温补肾阳，壮腰益精，缓解压力，放松神经。

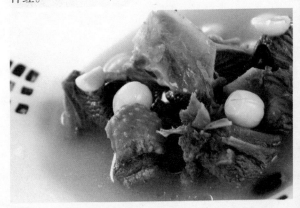

5 ᘒ 香菌豆腐羹

药膳配方 豆腐2块，青豆、洋菇各30克，洋葱50克，红葱头10克，盐1.5克，胡椒粉1克，色拉油3克，湿淀粉25克，奶油1块，开水、冷水各适量。

【 制作程序 】

❶ 豆腐切小丁，放入开水中汆烫一下，去除豆腥味；洋菇、洋葱、红葱头分别洗净，切片备用。

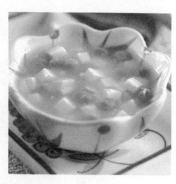

❷ 锅内下色拉油烧热，加入洋菇片、洋葱片、红葱头片略炒熟，再加入适量冷水，加盖焖煮，然后将煮透的材料放入榨汁机中，加入冷水搅打成糊状。

❸ 将榨汁机中的材料重新倒入锅中，加热煮滚，加入豆腐丁、青豆一同混合均匀，放入盐、胡椒粉调味，用湿淀粉勾薄芡。

❹ 盛盘后在羹上加入奶油，搅拌均匀，即可食用。

药膳功效 镇静安神，消除肌肉酸痛，改善失眠，止头痛，可缓解压力。

6 ✇ 小麦生地百合羹

药膳配方 小麦40克，鲜百合200克，生地15克，桂圆、青梅、山楂糕各10克，冰糖100克，冷水适量。

【制作程序】

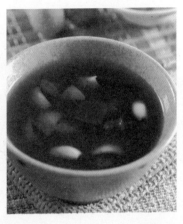

❶将小麦、生地去浮灰，装入纱布袋内，扎紧袋口，放入锅内，加适量冷水烧沸，改用小火煎煮，取汁去药袋。

❷鲜百合掰开，去掉筋，用冷水洗净，放入沸水锅内煮熟捞出；青梅掰成块；山楂糕切成小片。

❸冰糖研碎，放入锅内加药汁、冷水，用小火溶化，撇去浮沫，加入百合、青梅块、山楂糕片、桂圆肉搅匀，即可盛起食用。

药膳功效 本方有固精，助阳，补肾，治带的功能。用于因压力过大导致的阳痿，早泄，遗精，多尿等症。

汁类药膳 4 道

1　西芹油菜牛奶汁

药膳配方 油菜4棵，西芹2根，牛奶150毫升。

【制作程序】

❶油菜和西芹分别洗净，切成小段，放入榨汁机中搅打成汁。

❷将菜汁连同菜渣一起倒入杯中，加入牛奶调匀，直接饮用即可。

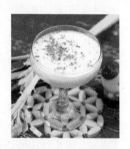

● 药膳功效 清热养阴，除烦安神，缓解压力。

2　红枣北芪饮

药膳配方 红枣10颗，北芪10克，白糖30克，冷水200毫升。

【制作程序】

❶把红枣洗净，去核，切片；北芪洗净，切片。

❷将红枣、北芪放入炖锅内，注入冷水，置中火上烧沸，然后改用小火煮20分钟。

❸将煎好的液汁去渣，倒入杯中，加入白糖拌匀即可。

● 药膳功效 健脑安神，防止头痛，缓解工作压力。

3 ⑤ 树莓苹果香蕉汁

药膳配方 树莓200克，苹果3个，香蕉1只，白糖10克。

【制作程序】

❶ 树莓冲洗干净；苹果洗净，去核去皮，切成小块；香蕉去皮，切成块。

❷ 先将香蕉块放入榨汁机中榨取汁液，倒入杯中，再放入树莓和苹果块榨汁，与香蕉汁充分混合，加入白糖拌匀，即可饮用。

• 药膳功效 改善人体微循环，补气血，缓解压力。

4 ⑤ 香蕉豆沙酸奶汁

药膳配方 香蕉2只，豆沙50克，酸奶120毫升。

【制作程序】

❶ 将香蕉去皮，切成块状，放入榨汁机中搅打成汁。

❷ 将香蕉汁倒入杯中，加入豆沙和酸奶，搅拌均匀，即可直接饮用。

• 药膳功效 疏通脑部血液，松弛肌肉，缓解压力。

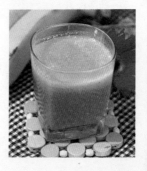

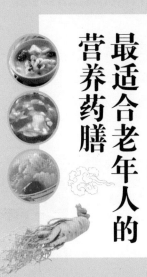

最适合老年人的营养药膳

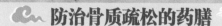

防治骨质疏松的药膳

粥类药膳 2 道

1 玉米山药粥

药膳配方 玉米粉100克，山药50克，冰糖10克，开水适量，冷水1000毫升。

【制作程序】

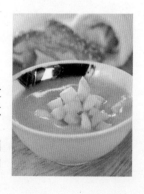

❶ 山药洗净，上笼蒸熟后，剥去外皮，切成小丁。

❷ 玉米粉用开水调成厚糊。

❸ 锅内加入约1000毫升冷水，以旺火烧沸，用竹筷缓缓拨入玉米糊，再改用小火熬煮10分钟。

❹ 山药丁入锅，与玉米糊同煮成粥，加入冰糖调味，即可盛起食用。

药膳功效 补肝肾，益精血，抗骨折。适用于虚羸、消渴、骨折、骨质疏松等症。

2 荔枝山药粥

药膳配方 粳米150克，干荔枝肉50克，山药、莲子各10克，白糖15克，冷水1500毫升。

【制作程序】

❶ 粳米淘洗干净，用冷水浸泡半小时，捞出。

❷ 山药洗净，去皮，捣成粉末。

❸ 莲子洗净，用冷水浸泡回软，除去莲心。

❹ 锅中加入约1500毫升冷水，将干荔枝肉和粳米放入，用旺火煮沸，下入山药粉和莲子，改用小火熬煮成粥，下入白糖调好味，再稍焖片刻，即可盛起食用。

药膳功效 舒经活络，强筋健骨。适用于风湿疼痛、虚损、消渴、脾弱不运、痞积、水肿、腰膝酸软等症。

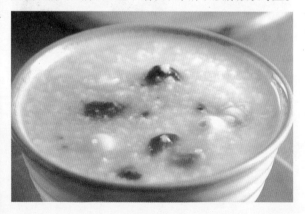

🍲 汤类药膳 4 道

1 红绿豆花生猪手汤

⚖️ 药膳配方 赤小豆30克，绿豆50克，花生50克，猪手500克，蜜枣3颗，盐3克，姜2片，冷水2000毫升。

【制作程序】

① 将赤小豆、绿豆、花生，浸泡1小时；蜜枣洗净。

② 将猪手刮净，斩件，洗净，飞水。热锅放姜片，爆炒猪手5分钟。

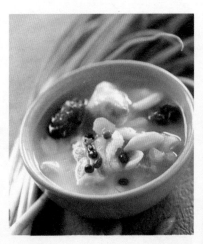

③ 将冷水2000毫升放入瓦煲内，煮沸后加入以上用料，武火煲滚后改文火煲3小时，加盐即可。

• 药膳功效 补血补钙，益智健身，用于防治骨质疏松。

2 ② 鲜奶银耳乌鸡汤

药膳配方 乌鸡1只，猪瘦肉225克，银耳19克，百合38克，鲜奶1杯，姜片、盐4克，冷水2000毫升。

【制作程序】

❶ 银耳用水浸泡20分钟，清洗干净；百合洗净；乌鸡宰杀后去毛、内脏，汆烫后再冲洗干净；猪瘦肉洗净。

❷ 烧滚适量水，下乌鸡、猪瘦肉、银耳、百合和姜片，水滚后改文火煲约2小时，倒入鲜奶拌匀，续煮5分钟，下盐调味即成。

药膳功效 补血填精，强壮筋骨，防治骨质疏松。

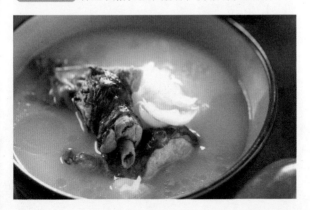

3 枸杞鱼头汤

药膳配方 鱼头1只（500克），白芷10克，枸杞15克，料酒10克，姜5克，葱10克，盐3克，味精2克，胡椒粉2克，香油20克，冷水2800毫升。

【制作程序】

❶ 将鱼头去鳃，洗净，剁成4块；白芷润透，切薄片；枸杞去果柄、杂质，洗净；姜切片，葱切段。

❷ 将鱼头、白芷、枸杞、姜、葱、料酒同放炖锅内，加水2800毫升，武火烧沸，再用文火炖煮30分钟，加入盐、味精、胡椒粉、香油即成。

● 药膳功效 补肝肾，益精血，强筋健骨。适用于虚赢、消渴、久疟、妇女血虚、经闭、恶疮、疥癣、骨折、骨质疏松等症。

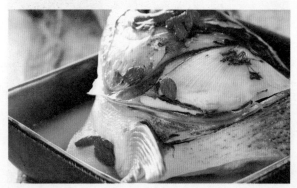

4 红枣乌鸡雪蛤汤

药膳配方 红枣10颗，乌鸡半只，雪蛤10克，生姜3片，鲜奶、盐少许，沸水600毫升。

【制作程序】

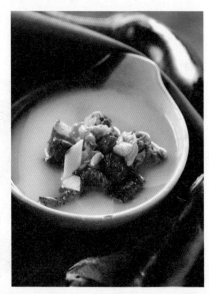

① 雪蛤挑去杂质浸泡5小时，待充分膨胀后再剔除深褐色丝筋，洗净。

② 红枣去核，洗净；乌鸡去毛，内脏洗净，斩件，飞水。

③ 将以上原料置于炖盅内，注入沸水600毫升，加盖，隔水炖4小时，倒入鲜奶，加盐调味即可。

药膳功效 补肝肾，益精血，强筋健骨。适用于虚羸，消渴，久疟，妇女血虚、经闭，恶疮，疥癣，骨折，骨质疏松等症。

🍲 羹类药膳2道

1 🍜 双丝银鱼羹

药膳配方 鲜银鱼250克，火腿丝、竹笋丝各50克，姜丝10克，蛋清2个，香菜末20克，鸡汤600毫升，盐3克、味精、胡椒粉各1克，色拉油50克，湿淀粉、香油、料酒各适量。

【制作程序】

❶将鲜银鱼用清水漂清，放在小碗中，加少许盐打散调匀。

❷炒锅上火，放入色拉油烧热，投入姜丝煸炒，加鸡汤、竹笋丝、火腿丝，待汤烧开后加入银鱼，下盐、味精、料酒调好味。

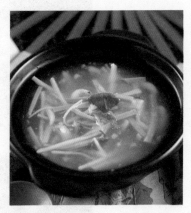

❸待汤再次烧开，用湿淀粉勾薄芡，待芡熟后将蛋清徐徐倒入锅中，边倒边搅拌，使蛋清成蛋花状。

❹羹上淋入少许香油，起锅装盆，撒上胡椒粉、香菜末即成。

2 ⟡ 鲜红椒鱿鱼羹

⚖ 药膳配方 鲜红椒15克，干鱿鱼200克，鸡脯肉100克，盐2克，味精1.5克，胡椒粉1克，料酒6克，食碱3克，鸡油15克，高汤750毫升。

【制作程序】

❶ 鲜红椒洗净，控干水分，切段；鸡脯肉砸成泥。

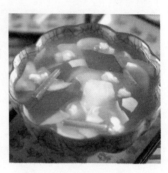

❷ 干鱿鱼放入温水中泡1小时，去头尾，切成极薄的片，放入盆内，用热水洗净，然后用食碱拌匀，放入开水，闷泡至水温不烫手时，水倒出一半儿，再倒入滚开水盖上闷泡，如此重复3～4次，使鱿鱼颜色发白，透明，质软，泡入冷水内。

❸ 炒锅上火，加入高汤烧沸，鸡泥用汤冲入锅内，待鸡泥凝固，用小眼漏勺捞出鸡泥。倒入鱿鱼片浸3分钟后滗去汤，再重复操作一次，将鱿鱼片盛入汤碗中。

❹ 汤内加入料酒、盐、胡椒粉、味精，撇去浮沫，倒入鲜红椒段，淋上鸡油，盛入汤碗内即可。

● 药膳功效 补脾开胃，利水祛湿，可用于治疗腰膝酸软、气血不足、骨质疏松等症。

蜂产品药膳 4 道

1 双草蜜

药膳配方 蜂蜜30克，制草乌、生甘草各9克。

【制作程序】

制草乌、生甘草水
煎1小时以上，加入
蜂蜜，分2次温服。

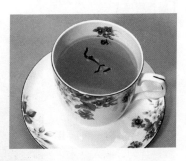

• 药膳功效 本方具
有祛湿止痛，化痰
止咳，壮骨强身的
作用，能够防治骨
质疏松。

2 蜂王浆健骨单方

药膳配方 鲜蜂王浆。

【制作程序】

购买成品蜂王浆即可。

【服食方法】

早晚服蜂王浆各1次，空腹服用，每次3～4克。

• 药膳功效 本方能够防治骨质疏松。

3 蛋黄蜂蜜饮

> 药膳配方 蜂蜜25克，鸡蛋黄1个，沸水适量。

【制作程序】

鸡蛋黄和蜂蜜搅匀，用沸水冲散热饮即可。

【服食方法】

经常饮用。

• 药膳功效 本方具有补血止血，强身健体的作用，能够防治骨质疏松等症。

---

4 月见草花粉饮

> 药膳配方 蜂蜜、月见草花粉各适量。

【制作程序】

将花粉用温开水或蜂蜜水泡后服用。

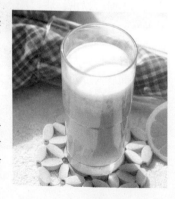

【服食方法】

日服2次，每次5～10克。

• 药膳功效 本方具有强筋壮骨，缓解关节疼痛的作用，能够防治骨质疏松。

保养皮肤的药膳

粥类药膳 3 道

1 紫米薏仁粥

药膳配方 紫米、薏仁各100克，糙米50克，果糖20克，冷水2000毫升。

【制作程序】

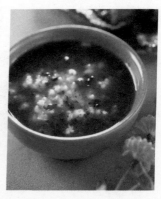

❶紫米、薏仁、糙米分别淘洗干净，用冷水浸泡2~3小时，捞出，沥干水分。

❷锅中加入约2000毫升冷水，将薏仁、紫米、糙米全部放入，先用旺火烧沸，然后转小火熬煮45分钟，待米粒烂熟时加入果糖调味，即可盛起食用。

药膳功效 补血养颜，防止皮肤干燥、老化。

2 ❀ 银耳樱桃粥

药膳配方 粳米100克，银耳20克，樱桃30克，糖桂花5克，冰糖10克，冷水1000毫升。

【制作程序】

① 银耳用冷水浸泡回软，择洗净，撕成片。

② 粳米淘洗干净，用冷水浸泡半小时，捞出，沥干水分。

③ 樱桃去柄，洗净。

④ 锅中加入约1000毫升冷水，将粳米放入，先用旺火烧沸，再改用小火熬煮。

⑤ 见米粒软烂时，加入银耳和冰糖，再煮10分钟左右，下入樱桃、糖桂花拌匀，煮沸后即成。

● **药膳功效** 润燥滋阴，补血护肤。

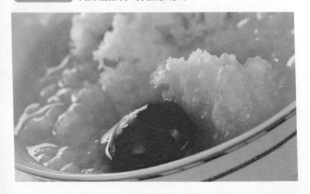

3 ⚜ 海参桂圆粥

⚖ 药膳配方 粳米100克，海参30克，桂圆肉20克，冰糖30克，冷水1000毫升。

【制作程序】

❶ 海参洗净，切薄片；桂圆肉洗净；冰糖打碎。

❷ 粳米淘洗干净，用冷水浸泡半小时，捞出，沥干水分。

❸ 锅中加入约1000毫升冷水，将粳米放入，用旺火烧沸后搅拌数次，然后放入海参片，改用小火慢慢熬煮。

❹ 待粳米软烂、海参熟透时下入冰糖调好味，再稍焖片刻，即可盛起食用。

• 药膳功效 调节神经系统，快速消除疲劳，预防皮肤老化，缓解肌肤干燥。

汤类药膳 3 道

1 红枣鹌鹑蛋汤

药膳配方 红枣4颗，鹌鹑蛋4个，白糖15克，冷水300毫升。

【制作程序】

❶将红枣洗净，去核；鹌鹑蛋煮熟，去外壳。

❷将红枣放入炖锅内，加水300毫升，置武火上烧沸，放入鹌鹑蛋，加入白糖即成。

药膳功效 补气血，润肌肤，减少皱纹。本方适用于气血亏损、贫血、面色无华、额上皱纹密布等症。

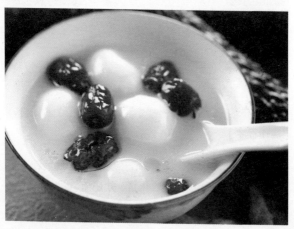

2 ꞇ 玫瑰藕粉汤

> 药膳配方 玫瑰花（鲜品）30克，藕粉60克，白糖15克，冷水300毫升。

【制作程序】

❶ 将玫瑰花洗净，撕成瓣状；藕粉用凉水调散。

❷ 在锅内加入冷水300毫升，武火烧沸，再将藕粉徐徐倒入，然后加入白糖、玫瑰花即成。

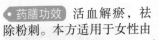

● 药膳功效 活血解瘀，祛除粉刺。本方适用于女性由于血瘀而造成的肤色暗淡、多粉刺、多色斑等症状。

3 ꞇ 鸡皮骨架汤

> 药膳配方 鸡骨架1副，鸡皮150克，料酒15克，葱2根，姜10克，味精1块，盐3克，冷水适量。

【制作程序】

❶ 将鸡骨架、鸡皮洗净，放入锅内，掺入冷水若干。

❷ 用武火烧开，撇去浮沫，加料酒、葱、姜，改用文火熬至鸡肉与骨分离时，加入味精、盐调味，即可饮用。

● 药膳功效 增加皮肤弹性，减少皱纹。

❧ 羹类药膳 1 道

1 ❧ 白果奶羹

⚖ 药膳配方 白果30克，白菊花4朵，雪梨4个，牛奶200毫升，蜂蜜15克，冷水适量。

【制作程序】

❶ 白果去壳，用开水烫去衣，去除白果心。

❷ 白菊花洗净，取花瓣备用；雪梨削皮，取梨肉切粒。

❸ 将白果、雪梨放入锅中，加入冷水，先用旺火烧沸，再改用小火炖煮至白果烂熟，加入菊花瓣、牛奶，煮沸，用蜂蜜调匀即成。

• 药膳功效 常食此汤可消除皱纹，使肌肤细腻有弹性。

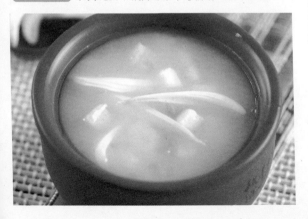

🍃 汁类药膳 4 道

1 🍃 卷心菜梨汁

⚖ 药膳配方 梨2个，卷心菜100克，柠檬半个，蜂蜜10克，凉开水100毫升。

【制作程序】

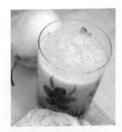

① 梨去皮、去核，切成小块；卷心菜洗净，切成小片；柠檬去皮，果肉切块备用。

② 将梨块、卷心菜片、柠檬块放入榨汁机中，榨取汁液。

③ 将果菜汁倒入杯中，加入凉开水、蜂蜜调匀，即可直接饮用。

🔸 药膳功效 本方具有开胃消食，排毒养颜，润泽肌肤的作用。

2 🍃 荔枝汁

⚖ 药膳配方 荔枝400克，冰块4块。

【制作程序】

① 将荔枝去外皮及内部硬核，放入榨汁机中榨取汁液。

② 冰块放入杯中，倒入荔枝汁调匀，即可直接饮用。

🔸 药膳功效 开胃消食，排毒养颜，润泽肌肤。

3 胡萝卜香瓜汁

药膳配方 胡萝卜1根，香瓜1个，柠檬1/4个，蜂蜜15克，凉开水80毫升，冰块2块。

【制作程序】

❶ 胡萝卜洗净，切成小块；香瓜洗净，去子后切成小块；柠檬去皮，果肉切块。

❷ 将胡萝卜块、香瓜块、柠檬块放入榨汁机中，加入凉开水，一起搅打成汁。

❸ 将冰块放入杯中，倒入果菜汁，加入蜂蜜拌匀，即可直接饮用。

● **药膳功效** 本方具有开胃消食，排毒养颜，润泽肌肤的作用。

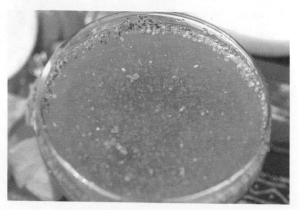

4 🍃 苹果生菜酸奶汁

🔖 药膳配方 苹果1个，生菜50克，柠檬2片，蜂蜜20克，酸奶150毫升。

【制作程序】

❶ 苹果去皮去核，切成小块；柠檬去皮，果肉切块；生菜洗净，切成片。

❷ 将苹果块、生菜片、柠檬块放入榨汁机中，榨取汁液。

❸ 将滤净的蔬果汁倒入杯中，加入酸奶、蜂蜜拌匀，即可直接饮用。

药膳功效 本方具有开胃消食，排毒养颜，润泽肌肤的作用。

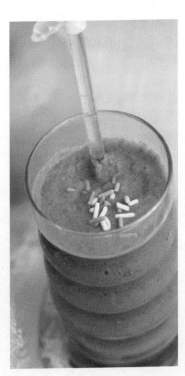

茶类药膳 2 道

1　牛奶红茶

药膳配方 鲜牛奶100毫升，红茶1克，盐少许。

【制作程序】

将红茶加水煎至汁浓，再将牛奶煮滚，倒入，加少许盐，搅匀即可。

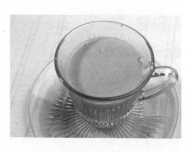

• 药膳功效 本方能够促进消化，润泽肌肤。

2　白菜荸荠汁

药膳配方 荸荠100克，白菜300克，白糖10克。

【制作程序】

❶白菜洗净，切成细丝；荸荠洗净，去皮，切丝。

❷白菜、荸荠放入榨汁机中，榨取汁液。

❸将白菜荸荠汁滤去废渣，倒入杯中，加入白糖拌匀，即可饮用。

• 药膳功效 消食润肠，排毒养颜，益智，润肠，养颜，延年益寿。

促进消化的药膳

粥类药膳 6 道

1 花生杏仁粥

药膳配方 粳米200克，花生仁50克，杏仁25克，白糖20克，冷水2500毫升。

【制作程序】

❶ 花生仁洗净，用冷水浸泡回软；杏仁焯水烫透，备用。

❷ 粳米淘洗干净，浸泡半小时，沥干水分，放入锅中，加入约2500毫升冷水，用旺火煮沸。转小火，下入花生仁，煮约45分钟，再下入杏仁及白糖，搅拌均匀，煮15分钟，出锅装碗即可。

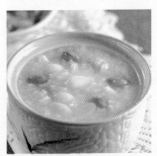

药膳功效 清热解毒，消胀满，化积滞，可治疗食积不化、腹胀、肠炎。

2 粳米姜粥

药膳配方 粳米200克，鲜生姜15克，红枣2颗，红糖15克，冷水1500毫升。

【制作程序】

❶粳米淘洗干净，用冷水浸泡半小时，捞起，沥干水分。

❷鲜生姜去皮，剁成细末；红枣洗净，去核。

❸锅中注入约1500毫升冷水，将粳米放入，用旺火烧沸，放入姜末、红枣，转小火熬煮成粥，再下入红糖拌匀，稍焖片刻，即可盛起食用。

药膳功效 补脾益胃，扶助正气，散寒通阳。

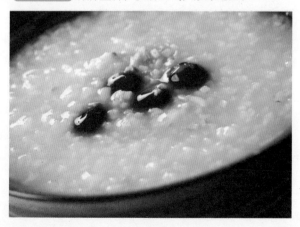

3 ✎ 锅巴粥

药膳配方 粳米100克，锅巴200克，干山楂片50克，白糖10克，冷水适量。

【制作程序】

❶将锅巴掰碎；干山楂片洗净。

❷粳米淘洗干净，用冷水浸泡半小时，捞出，沥干水分。

❸取锅放入适量冷水、山楂片、粳米，先用旺火煮开，然后改用小火熬煮，至粥将成时加入锅巴，再略煮片刻，以白糖调味，即可盛起食用。

● 药膳功效 温中健胃，促进肠胃蠕动，帮助消化。

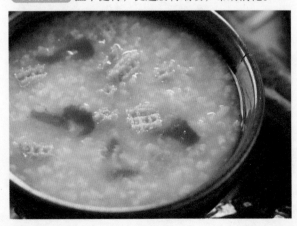

4 荞麦粥

药膳配方 荞麦粉150克，盐2克，冷水1000毫升。

【制作程序】

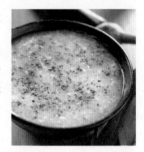

❶荞麦粉放入碗内，用温水调成稀糊。

❷锅中加入约1000毫升冷水，烧沸，缓缓倒入荞麦粉糊，搅匀，用旺火再次烧沸，然后转小火熬煮。

❸见粥将成时下入盐调好味，再稍焖片刻，即可盛起食用。

药膳功效 促进肠胃蠕动，增进食欲，帮助消化。

---

5 芜菁粥

药膳配方 粳米100克，芜菁（大头菜）200克。

【制作程序】

❶将芜菁冲洗干净，削去外皮，切细。

❷粳米淘洗干净，浸泡半小时后捞出，沥干水分。

❸锅中加入约1000毫升冷水，将粳米放入，用旺火煮沸后加入芜菁改用小火，然后调入盐稍焖片刻即可。

药膳功效 清肺止咳，强肝利消化，轻便利尿，填精壮阳。

6 刺儿菜粥

药膳配方 粳米、刺儿菜各100克，葱末3克，盐1.5克，味精1克，香油3克，冷水适量。

【制作程序】

❶ 将刺儿菜择洗干净，入沸水锅焯过，冷水过凉，捞出细切。

❷ 粳米淘洗干净，用冷水浸泡半小时，捞出。

❸ 取砂锅加入冷水、粳米，先用旺火煮沸，再改用小火煮至粥将成时，加入刺儿菜，待滚，用盐、味精调味，撒上葱末、淋上香油，即可食用。

药膳功效 滋阴清肺，养胃生津，除虚热，去疾补虚，促进消化。

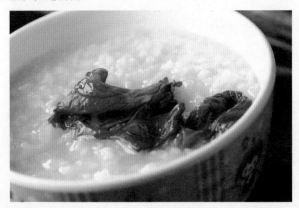

汤类药膳 5 道

1 白芷鲜藕汤

药膳配方 白芷15克，鲜藕300克，料酒10克，姜3克，葱5克，盐3克，味精2克，香油20克，冷水1800毫升。

【制作程序】

❶ 将白芷润透，切片；鲜藕去皮，洗净，切薄片；姜切片，葱切段。

❷ 将鲜藕、白芷、姜、葱、料酒同放炖锅内，加水1800毫升，置武火上烧沸，再用文火炖煮35分钟，加入盐、味精、香油即成。

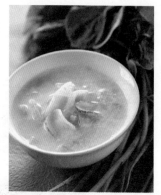

药膳功效 温中散寒，健脾暖胃。本方主要用于脾胃虚寒引起的脘腹疼痛、遇热痛减、口泛清涎、喉痒作咳、胸闷作呕、大便溏泄者。

【注意事项】

本方温中，加上鸡蛋属发物，胃热、阴虚火旺、便秘、皮肤疮疡及患出血性疾病者慎用。

2 ⤳ 百合藻带汤

【药膳配方】 百合50克，海藻、海带各15克，葱、姜丝适量，盐、味精少许，冷水适量。

【制作程序】

❶ 百合用温水浸泡回软后，洗净切成片；海藻用温水浸泡后洗净，用手撕成碎块。

❷ 海带洗净，入笼屉内用武火蒸约30分钟，再捞出放入水中浸泡4小时，洗净，切成小碎片。

❸ 锅内加入冷水适量，倒入百合、海藻、海带，用武火烧沸，撇去浮沫，再改用文火煮30分钟，加盐、味精、葱、姜丝调味即成。

• 药膳功效 助消化，强身养颜。

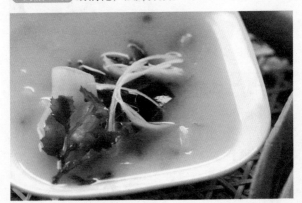

3 💠 海带鱼头汤

> 药膳配方 海带 200 克,鱼头 1 个,料酒、姜、葱、盐、味精、胡椒粉、香油各少许,冷水适量。

【制作程序】

❶ 将海带用清水浸泡,洗去泥沙,切成细丝;姜切片,葱切段。

❷ 将鱼头去鳃,剁成小块。

❸ 将海带、料酒、鱼头、姜、葱一同放入炖锅内,加水适量,用武火烧沸。

❹ 改文火炖煮35分钟,加入盐、味精、胡椒粉、香油调味即成。

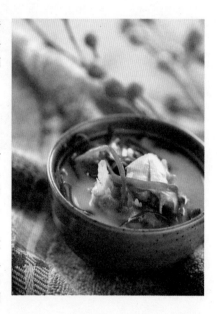

• 药膳功效 补益虚亏,开胃生津,理气化痰,适用于脾胃虚弱、腰膝酸软、倦怠无力、咳嗽痰多等症。

4 眉豆猪皮汤

药膳配方 猪皮200克，眉豆150克，冷水适量。

【制作程序】

❶ 猪皮洗净，去毛，用开水焯过，切短条；眉豆洗净，清水浸1小时。

❷ 把眉豆放入锅内，加冷水适量，煮沸后文火煲至眉豆将烂，放入猪皮煲半小时，调味后即可食用。

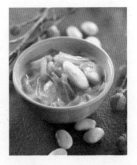

• 药膳功效 补脾健胃，益气通络。可提高胃肠黏膜上皮抵抗力，使新陈代谢正常化，加速溃疡愈合，治胃及十二指肠溃疡效果较好。

5 燕麦米糠汤

药膳配方 燕麦30克，米糠15克，饴糖1匙，冷水适量。

【制作程序】

燕麦、米糠共入一锅内，加适量水以文火煎汤，去渣后入饴糖溶化即成。

• 药膳功效 健脾和胃，促进消化，固表止汗。

🍜 羹类药膳1道

1 🍜 花胶鸡丝羹

药膳配方 发好的花胶120克，鸡丝100克，湿淀粉25克，色拉油50克，料酒10克，盐1.5克，味精、胡椒粉各1克，高汤1000毫升，冷水适量。

【制作程序】

❶将发好的花胶切为粗条，放入沸水锅中烫一下，捞起，沥干水分。

❷用一半儿湿淀粉将鸡丝拌匀，锅内下入45克色拉油烧热，将鸡丝放入烹熟，倒入盘里备用。

❸利用锅中余油，淋入料酒，加入高汤，用盐、味精调好味，加入花胶、鸡丝，用另一半儿湿淀粉勾芡，加上余油、胡椒粉和匀，倒入汤碗里即成。

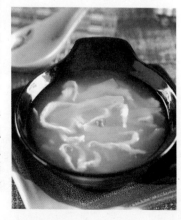

🍜 药膳功效 宽中行气、生津清热、化积导滞，适用于食积饱胀、胸膈满闷、噎膈反胃等症，尤其有助消食化积。

✿ 汁类药膳 4 道

1 ✿ 菠萝芹菜汁

⚖ 药膳配方 芹菜2根，菠萝1/4个，蜂蜜10克，凉开水60毫升。

【制作程序】

❶菠萝去皮，切成小块；芹菜洗净，切成段。

❷菠萝块、芹菜段一同放入榨汁机中，搅打成汁。

❸果汁中加蜂蜜和凉开水，调匀即可直接饮用。

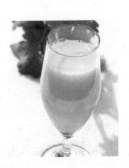

🍵 药膳功效 助消化，降血压，强身养颜。

2 ✿ 葡萄酒汁

⚖ 药膳配方 葡萄100克，葡萄酒30毫升。

【制作程序】

❶葡萄去皮去子，加入葡萄酒和凉开水搅打成汁。

❷将榨汁机中的果汁倒入杯中，即可直接饮用。

🍵 药膳功效 中和酸性食物，降低血中胆固醇，促进消化。

3 苹果草莓汁

药膳配方 苹果1个，草莓5颗，蜂蜜15克，凉开水250毫升。

【制作程序】

❶ 苹果洗净后去核去皮，切成小块；草莓洗净后切块。

❷ 将苹果块、草莓块用榨汁机搅打均匀，加入凉开水，放入蜂蜜调匀，即可直接饮用。

药膳功效 健脾益气，促进消化。

4 芦笋汁

药膳配方 芦笋8根，冰块4块，凉开水60毫升。

【制作程序】

❶ 芦笋洗净，切成段。

❷ 芦笋段和凉开水放入榨汁机中，榨取汁液。

❸ 杯中先放入冰块，然后倒入芦笋汁，搅匀后即可直接饮用。

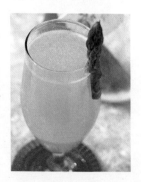

药膳功效 开胃生津，促进消化。

225

❖ 茶类药膳 4 道

1 ❖ 酱油茶

药膳配方 茶叶9克，酱油30毫升，冷水适量。

【制作程序】

将水煮沸，加入茶叶、酱油，继续烧煮，至沸3分钟即可。

【服食方法】

每日1剂，分2~3次服饮。

• 药膳功效 本方具有通气，助消化的作用。

---

2 ❖ 芝麻茶

药膳配方 茶叶5克，白芝麻30克，沸水适量。

【制作程序】

白芝麻焙黄，压碎，用茶水冲服。

【服食方法】

每日清晨服1剂。

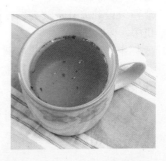

• 药膳功效 本方具有理气补虚的作用，可促进胃肠蠕动。

3 醋茶

药膳配方 茶叶3克，米醋15~20毫升。

【制作程序】

茶、醋混合后用
沸水冲泡5分钟
即成。

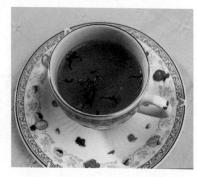

【服食方法】

每日1剂。分3次
服饮。

● **药膳功效** 本方
健脾开胃，促进
消化。

4 三花茶

药膳配方 玫瑰花6克，茉莉花3克，金银花、茶
叶各10克，陈皮6克，甘草3克，沸水适量。

【制作程序】

混合后用沸水冲泡10分钟后服。

【服食方法】

每日1剂，分3~4次服饮。

● **药膳功效** 本方具有通气，助消化的作用。

蜂产品药膳2道

1 白萝卜蜜汁

药膳配方 新鲜白萝卜100克，蜂蜜少许。

【制作程序】

新鲜白萝卜洗净，切碎捣烂，置消毒纱布取汁，加蜂蜜调味。

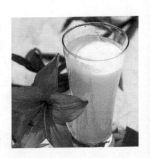

【服食方法】

空腹服，每天1次。

药膳功效 本方具有通气，助消化的作用。

2 槟榔蜜粥

药膳配方 槟榔10～15克，粳米100克，蜂蜜15～20克，冷水适量。

【制作程序】

先将槟榔片取汁去渣，与粳米煮粥，熟后放入蜂蜜调食。

【服食方法】

每日2次。

药膳功效 本方能够加强胃动力，促进消化。

润肠通便的药膳

粥类药膳3道

1 五谷糙米粥

药膳配方 糙米50克，黑豆、红豆、黄豆、绿豆、青豆各30克，白糖10克，冷水2000毫升。

【制作程序】

❶ 前6种食材均淘洗干净，分别用冷水浸泡2～3小时，捞出，沥干水分。

❷ 锅中加入约2000毫升冷水，将所有食材下入，先用旺火烧沸，然后至小火煮45分钟，边煮边搅拌。

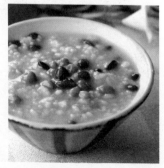

❸ 待所有食材软烂后熄火，加白糖调味，继续焖煮5分钟，即可盛起食用。

药膳功效 清理肠胃，通便，降血压。

2 🥄 燕麦粳米粥

药膳配方 粳米100克，燕麦粉30克，白糖10克，冷水1000毫升、冷开水适量。

【制作程序】

❶ 粳米淘洗干净，用冷水浸泡半小时，捞起，沥干水分。

❷ 将粳米放入锅内，加入约1000毫升冷水，先用旺火烧沸，然后改用小火熬煮。

❸ 粥熬至半熟时将燕麦粉用冷开水调匀，放入锅内，搅拌均匀，待粳米烂熟以后加白糖调味，即可盛起食用。

药膳功效 清理肠胃，通便，益智健脑，强筋壮骨。

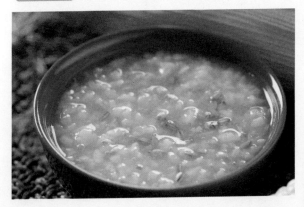

3 香茗粥

🏷 药膳配方 粳米100克，茶叶15克，姜2片，冷水1000毫升。

【制作程序】

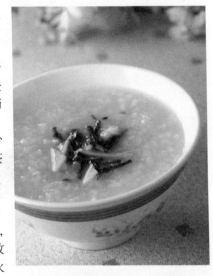

❶ 将茶叶用温水浸泡，然后滗去水。

❷ 粳米淘洗干净，用冷水浸泡半小时，沥干水分备用。

❸ 取锅加入少量冷水，将茶叶倒入煎煮，取浓汁备用。

❹ 锅中加入约1000毫升冷水，将粳米、姜放入，先用旺火烧沸，再改用小火熬煮，待粥将成时加入浓茶汁，略煮即成。

• 药膳功效 适用于肠胃燥热、便秘或肠风致大便出血等症。

🍜 汤类药膳 7 道

1 🍲 甘薯芥菜黄豆汤

⚖ 药膳配方 红薯380克，芥菜300克，黄豆75克，猪瘦肉100克，姜2片，盐适量，冷水适量。

【制作程序】

❶ 红薯去皮，洗净，切厚块；芥菜和黄豆洗净；猪瘦肉洗净，氽烫后再冲洗干净。

❷ 煲滚适量水，放入红薯、芥菜、黄豆、猪瘦肉和姜片，水滚后改文火煲约90分钟，下盐调味即成。

● 药膳功效 调理肠胃，治疗便秘，预防暗疮。

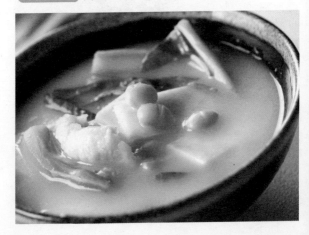

2 　冬菇花生白菜汤

> **药膳配方** 冬菇6个，花生75克，白菜380克，猪瘦肉100克，红枣3颗，姜2片，盐适量，冷水适量。

【制作程序】

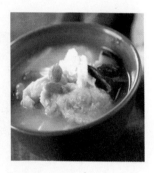

❶ 冬菇用水浸软，去蒂，洗净；洗净花生和白菜；把猪瘦肉洗净，氽烫后再冲洗净；红枣去核，洗净。

❷ 煲滚适量水，放入冬菇、花生、白菜、猪瘦肉、红枣和姜片，水滚后改文火煲约2小时，下盐调味即成。

> **药膳功效** 清热润燥，调理肠胃，治便秘。

3 　蜂蜜香油汤

> **药膳配方** 蜂蜜50克，香油25克，温开水100毫升。

【制作程序】

❶ 蜂蜜放碗内，用筷子不停打搅，使其起泡直至浓密。

❷ 继续边搅边将香油慢慢输入蜂蜜内，搅拌均匀。然后将温开水约100毫升徐徐加入，搅至均匀即成。

> **药膳功效** 润燥滑肠，滋补益寿，杀菌解毒。

4 菜心螺片猪瘦肉汤

药膳配方 菜心300克，速冻螺片225克，猪瘦肉225克，胡萝卜188克，姜4片，葱2段，盐适量，冷水适量。

【制作程序】

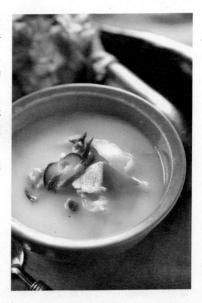

❶ 洗干净菜心；螺片解冻后，清洗干净，加入已下葱和2片姜的滚水内煮5分钟，取出洗干净；洗净猪瘦肉，氽烫后再冲洗干净；胡萝卜去皮，洗净后切块。

❷ 煲滚适量水，放入菜心、螺片、猪瘦肉、胡萝卜和姜片，水滚后改文火煲约90分钟，下盐调味即成。

药膳功效 养心安神，润肠通便，驻颜美容。适用于心悸、心烦、失眠、肠燥便秘、面色无华等症。

5 红萝卜银耳螺头汤

药膳配方 红萝卜250克，银耳20克，螺头250克，猪瘦肉200克，蜜枣3颗，盐5克，冷水1500毫升。

【制作程序】

❶将红萝卜去皮，切成块状，洗净；蜜枣洗净，银耳浸泡，去除根蒂部硬结，撕成小朵，洗净；猪瘦肉洗净，飞水；螺头洗净，飞水。

❷将清水1500毫升放入瓦煲内，煮沸后加入以上用料，武火煲滚后改用文火煲2小时，加盐调味即可。

药膳功效 清热降火，润肠通便。适用于热病伤津或火热内盛引起的便秘。

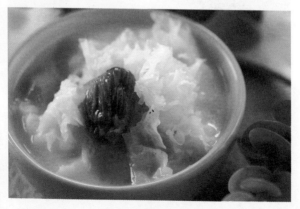

6 赤小豆牛肚汤

药膳配方 牛肚125克，薏米30克，赤小豆30克，盐少许，沸水适量。

【制作程序】

① 将赤小豆预先泡水12小时，薏米预先泡水4小时，备用。

② 将牛肚翻出，将两面清洗干净，切成丝条状备用。

③ 锅内注水烧沸，将薏米、赤小豆和牛肚一并放入。待牛肚熟软后，调入适量的盐即可食用。

药膳功效 清肠，润燥，通便。本方对热病肠燥之大便不畅或体阴虚火旺而排便困难者最宜。

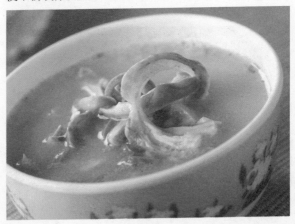

7 猪腱节瓜鹌鹑汤

> 药膳配方 鹌鹑4只，猪腱肉100克，节瓜1000克，赤小豆50克，江瑶柱50克，桂圆肉15克，香油、盐少许，冷水3000毫升。

【制作程序】

❶ 将鹌鹑宰杀干净，去其头、爪、内脏，每只斩成两边，连同洗净的猪腱肉一起用开水烫煮一下。

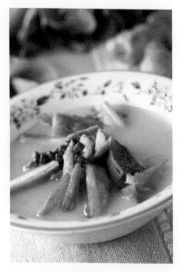

❷ 节瓜刮去瓜皮，洗净，切成中段；赤小豆、江瑶柱、桂圆肉分别用温水稍浸后洗净。

❸ 煲内放入3000毫升（约12碗）冷水烧至水开，把所用汤料全部放入。先用武火煲30分钟，再用中火煲60分钟，后用小火煲90分钟即可。

❹ 煲好后，取出药渣，放香油、盐调味，咸淡随意。

药膳功效 清热降火，消积食胀气，润肠通便。

🍂 蜂产品药膳 2 道

1 🥄 蜂蜜葱白奶汁

 药膳配方 蜂蜜400克,牛奶250毫升,葱白100克。

【制作程序】

先将葱白洗净绞汁,然后
将牛奶与蜂蜜共煮,开锅
下葱汁,再煮即成。

【服食方法】

每日早空腹服用。

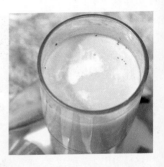

• 药膳功效 本方具有润
肠通便、提高免疫力的
作用。

2 🥄 蜂蜜滑肠单方

药膳配方 蜂蜜50克。

【制作程序】

购买成品蜂蜜即可。

【服食方法】

每日起床后空腹以凉开水冲饮,长期坚持。

• 药膳功效 本方用于治疗便秘。

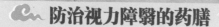

防治视力障翳的药膳

☙ 粥类药膳4道

1 ☙ 桂圆栗子粥

药膳配方 粳米100克，栗子10个，桂圆肉15克，白糖10克，冷水1000毫升。

【制作程序】

❶ 粳米淘洗干净，用冷水浸泡半小时，捞出，沥干水分。

❷ 栗子剥壳后用温水浸泡3小时，去皮备用。

❸ 锅中加入约1000毫升冷水，将粳米和栗子放入，先用旺火烧沸，然后转小火熬煮45分钟。

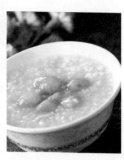

❹ 桂圆肉和白糖入锅拌匀，续煮约10分钟至粥稠，即可盛起食用。

药膳功效 滋阴润燥，明目安神，养血壮阳，益脾开胃，润肤美容。

2 枸杞叶羊肾粥

药膳配方 粳米150克，枸杞叶200克，羊肾1副，羊肉100克，葱白5克，冷水2000毫升。

【制作程序】

① 粳米淘洗干净，用冷水浸泡半小时，捞出，沥干水分。

② 枸杞叶洗净，用纱布装好，扎紧；葱白洗净，切成细节。

③ 将羊肾洗净，去臊腺脂膜，切成细丁；羊肉洗净，焯水备用。

④ 锅中加入约2000毫升冷水，将粳米、羊肉、羊肾丁、枸

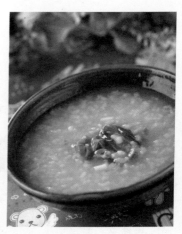

杞叶一同放入，先用旺火烧沸，然后改用小火熬煮，待米烂肉熟时加入葱白节，再稍焖片刻，即可盛起食用。

药膳功效 滋阴，润燥，补肝肾，美容驻颜。适用于阴虚火旺、口干、肝肾虚损、视物不清、面色无华等症。

3 鳗鱼粥

药膳配方 粳米150克，活鳗鱼1条（约500克），葱段10克，姜1片，料酒8克，盐2克，味精1.5克，冷水适量。

【制作程序】

❶将鳗鱼切断颈骨，放净鳗血，用热水略烫后，抹去鱼体黏液，剖开去内脏，斩去尾鳍，冲洗干净。

❷粳米淘洗干净，用冷水浸泡半小时，捞出，沥干水分。

❸取锅加入冷水、鳗鱼，加入葱段、姜片、料酒，煮至鳗鱼熟烂后捞出鳗鱼，拆肉去骨，放入碗内。鱼汤拣去葱段、姜片待用。

❹另取一锅加入适量冷水，烧沸后加入粳米、鱼汤，煮至粥将成时加入鱼肉，用盐、味精调味，候沸即可。

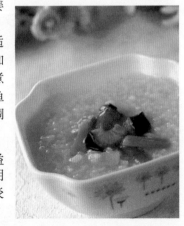

• 药膳功效 补中益气，养血平肝，明目，对急慢性肝炎有很好的疗效。

4 胚芽红薯粥

药膳配方 粳米100克，黄心红薯、胚芽米各50克，黑芝麻5克，白糖10克，冷水1000毫升。

【制作程序】

① 粳米、胚芽米淘洗干净，用冷水浸泡半小时，捞出，沥干水分；黑芝麻洗净。

② 黄心红薯洗净，去皮，切成小块。

③ 锅中加入约1000毫升冷水，将粳米、胚芽米放入，用旺火烧沸后放入红薯块，改用小火熬煮成粥，撒入黑芝麻稍滚，下入白糖拌匀，即可盛起食用。

药膳功效 缓解眼睛疲劳，防治角膜炎，明目清心。

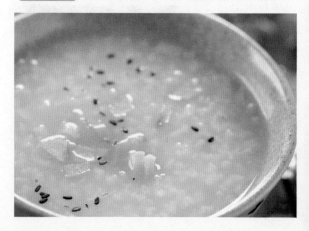

🍲 汤类药膳 4 道

1 🍲 枸杞猪肝瘦肉汤

⚖️ 药膳配方 枸杞叶、梗共30克，猪肝、猪瘦肉各50克，酱油、盐各适量，冷水适量。

【制作程序】

❶ 猪肝洗净，切片；猪瘦肉洗净，切片，用酱油、盐腌10分钟；枸杞叶洗净；枸杞梗折短（或扎成两小扎），洗净。

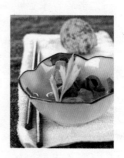

❷ 把枸杞梗放入锅内，加冷水适量，文火煲至枸杞梗出味，捞起不要。放入枸杞叶煮沸，再投入猪肝、猪瘦肉煮至熟，调味食用。

• 药膳功效 补肝养血，养阴退热，益精明目。

2 🍲 苦瓜荠菜猪肉汤

⚖️ 药膳配方 苦瓜100克，芥菜50克，猪瘦肉100克。

【制作程序】

❶ 先将猪瘦肉切成肉片，用料酒、盐腌10分钟。
❷ 将肉片水沸3分钟，加入苦瓜、荠菜稍煮调味即成。

• 药膳功效 滋阴润燥，清肝明目。

3 玉米香菇排骨汤

药膳配方 排骨500克，玉米2个，香菇5个，盐少许，冷水适量。

【制作程序】

❶排骨烫去血水；玉米切段；香菇泡软去蒂。

❷将排骨、玉米、香菇一同入锅，加入适量冷水煮，武火转文火，慢慢煨炖约1小时，加盐调味即可。

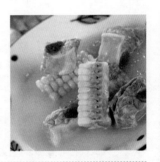

药膳功效 此汤具有明目、解毒之效。

4 菊花猪肝汤

药膳配方 鲜菊花20克，猪肝100克，香油、酒、盐各少许，冷水适量。

【制作程序】

❶将猪肝洗净，切薄片，用香油、酒腌10分钟；鲜菊花洗净，取花瓣。

❷先将菊花放入冷水锅内煮片刻，再放猪肝，煮20分钟，加盐调味即成。

药膳功效 滋养肝血，养颜明目。

☞ 汁类药膳 1 道

1 ☞ 黑豆汁

药膳配方 黑豆100克，白糖50克，开水200毫升。

【制作程序】

❶黑豆洗净，用冷水浸泡3小时后捞出，放入榨汁机中，加入开水，搅打15分钟。

❷将生黑豆浆倒入锅中，以中火煮，滚后改用小火煮约10分钟，熄火，待黑豆汁稍凉一些，倒入杯中。

❸在黑豆汁中加入白糖，搅拌均匀，即可直接饮用。

药膳功效 驻颜，明目，乌发，使皮肤白嫩。

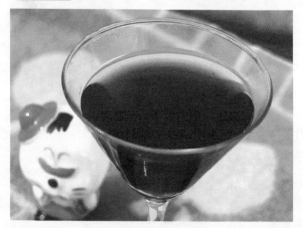

🐝 蜂产品药膳 2 道

1 🥄 核桃仁蛋奶蜜

⚖️ 药膳配方 蜂蜜30克，牛奶250毫升，炒核桃仁20克，鸡蛋1只。

【制作程序】

核桃仁捣烂；将鸡蛋打散，冲入牛奶，加入核桃仁和蜂蜜，煮沸后食用。

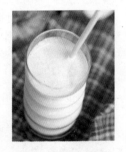

【服食方法】

日服1次，连服数日。

🔸 药膳功效 本方具有安神益智，养肝明目的作用。

2 🥄 蜂蜜明目单方

⚖️ 药膳配方 蜂蜜。

【制作程序】

购买成品蜂蜜即可。

【服食方法】

日服3次，每次50~80克，30日后服用剂量减半儿。

🔸 药膳功效 本方用于治疗肝火上升所致的视物不清。

降压降脂的药膳

粥类药膳 4 道

1 白果冬瓜粥

药膳配方 粳米100克，白果仁25克，冬瓜100克，姜末5克，盐3克，胡椒粉1克，高汤200毫升，冷水适量。

【制作程序】

❶ 粳米淘洗干净，用冷水浸泡半小时，沥干水分，放入锅中，加入冷水煮沸，再改用小火熬煮成稀粥，装碗备用。

❷ 白果仁洗净，浸泡回软，焯水烫透，捞出，去心，沥干水分；冬瓜去皮、瓤，切厚片备用。

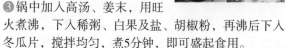

❸ 锅中加入高汤、姜末，用旺火煮沸，下入稀粥、白果及盐、胡椒粉，再沸后下入冬瓜片，搅拌均匀，煮5分钟，即可盛起食用。

药膳功效 降血压，降胆固醇。

2 海带瘦肉粥

药膳配方 粳米200克，海带30克，猪瘦肉50克，胡萝卜1根，盐3克，胡椒粉1.5克，淀粉5克，料酒3克，味精2克，冷水2000毫升。

【制作程序】

① 海带放冷水中浸泡2小时，用自来水冲洗干净，切成小块。

② 粳米洗净，用冷水浸泡半小时，捞起，沥干水分。

③ 胡萝卜洗净，去皮，切丁。

④ 猪瘦肉洗净，切成片，加入淀粉、料酒、味精腌渍15分钟。

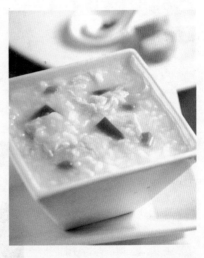

⑤ 锅中加入约2000毫升冷水，放入粳米，先用旺火烧沸，下肉片、海带块、胡萝卜丁，再改用小火煮至粳米熟烂，加入盐和胡椒粉拌匀，即可盛起食用。

药膳功效 理气开胃，降血压。

3 绿豆麦片粥

药膳配方 麦片60克，小米50克，糯米40克，绿豆100克，冰糖15克，冷水适量。

【制作程序】

① 绿豆洗净，先用冷水浸泡2小时，再连水蒸2小时，取出备用。

② 小米、糯米、麦片分别洗净，用冷水浸泡20分钟，再置于旺火上烧沸，然后改用小火熬煮约45分钟。

③ 加入蒸好的绿豆汤和冰糖，将所有材料拌匀煮滚，即可盛起食用。

药膳功效 滋阴补肾，清肝降火，降压。

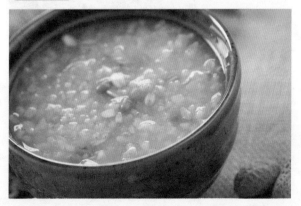

4 芝麻桃仁粥

药膳配方 粳米100克，黑芝麻10克，核桃仁8克，冰糖15克，冷水1000毫升。

【制作程序】

① 粳米淘洗干净，用冷水浸泡半小时，捞起，沥干水分。

② 黑芝麻放入炒锅，用小火炒香。

③ 核桃仁洗净，去杂质。

④ 粳米放入锅内，加入约1000毫升冷水，置旺火上烧沸，再用小火熬煮至八成熟时，放入核桃仁、黑芝

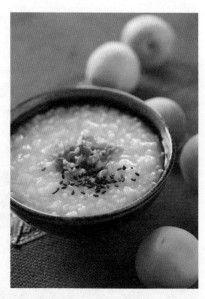

麻、冰糖，搅拌均匀，继续煮至粳米烂熟即成。

药膳功效 本方可健脾开胃、补血活血、养心安神、调和血脉、防血压过高和动脉硬化。

250

❧ 汤类药膳 6 道

1 绿豆冬瓜汤

药膳配方 冬瓜200克，绿豆100克，高汤500毫升，葱、姜、盐各适量。

【制作程序】

1 炒锅置旺火上倒入高汤，烧沸后去浮沫；姜洗净拍破，放入锅中；葱去根洗净，打成结放入锅中；绿豆淘洗干净，去掉浮于水面的豆皮，放入汤锅中炖熟。

2 将冬瓜去皮、去瓤，洗净后切块投入汤锅中，烧至熟而不烂时加入盐，即可食用。

药膳功效 健胃，降血压。

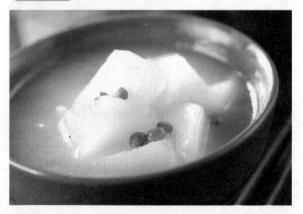

2 猪肋骨豆腐汤

药膳配方 带肉的猪肋骨(或排骨)250克，老豆腐50克，天门冬15克，葱、盐、胡椒粉少许，冷水适量。

【制作程序】

❶ 将天门冬切成薄片。

❷ 将带肉的猪肋骨冲洗干净，并去掉凝结的油脂块，豆腐切块。

❸ 以汤锅烧煮开水，沸腾后加入天门冬、猪肋骨。水再度滚沸后，调文火煲煮约1小时。可先将天门冬的残渣捞除，查看猪肋外肉是否已熟软，待熟软再加入豆腐块、盐，继续炖煮30分钟添加葱花和胡椒粉即可。

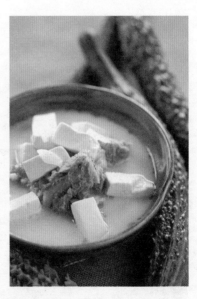

药膳功效 本方去脂降压、减胆固醇。

3 🥄 山药豆苗羊肉汤

药膳配方 羊肉125克，山药200克，豌豆苗适量，老姜2片，葱花、盐、料酒各少许，冷水适量。

【制作程序】

❶ 将羊肉冲洗干净后，切成易入口的块状。

❷ 山药切成块；豌豆苗洗净，掐成段状备用。

❸ 以汤锅烧开水，煮沸后放进羊肉块、山药和老姜片，待汤再次滚沸，将炉火调成文火炖煮。

❹ 羊肉熟软后，在汤里加进豌豆苗和适量盐、料酒，再煮沸5分钟，撒上葱花即可。

药膳功效 降血压。

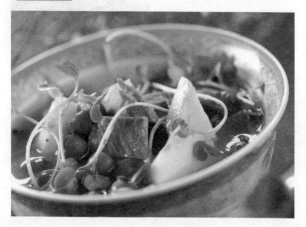

4 ⓒ 菠菜鱼片汤

药膳配方 鲤鱼肉250克，火腿片25克，菠菜100克，色拉油100克，味精、盐、料酒、葱段、姜片各适量，冷水1500毫升。

【制作程序】

① 将鲤鱼肉切成片，用盐、料酒拌匀，腌半个小时；火腿片切末、菠菜洗净切成段。

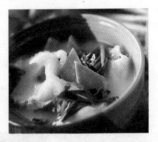

② 将锅置于旺火上，放入色拉油烧热，放入葱段、姜片爆香，再放入鱼片略煎，然后加水煮沸，改用小火焖煮半小时，再加入菠菜段，加入盐、味精、料酒调味，撒上火腿末，煮沸后，盛入汤盆中即可。

● 药膳功效 清热，润肠，降血压。

---

5 ⓒ 海蜇荸荠汤

药膳配方 海蜇皮30克，荸荠100克，冷水适量。

【制作程序】

荸荠去皮，切片，与海蜇皮共放锅内，加水煮沸即可。

● 药膳功效 适宜于阴虚阳亢型高血压患者。

6 银芽白菜汤

药膳配方 小白菜50克，黄豆芽50克，姜丝少许，盐2克，味精1克，高汤600毫升，植物油15克，香油3克。

【制作程序】

① 小白菜洗净切段，备用。

② 锅中倒入植物油，烧至五成热时用姜丝炝锅，倒入高汤，加入豆芽与调料同煮，汤开后，打去浮沫，放入小白菜段，再煮2分钟，淋香油即可。

药膳功效 健脾益胃，可预防高血压和高胆固醇。

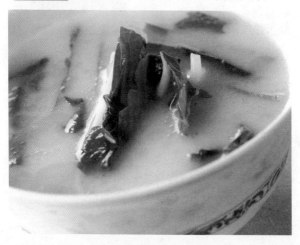

🍃 汁类药膳 6 道

1 🍃 双萝芹菜汁

药膳配方 胡萝卜2根,白萝卜1根,芹菜2根,柠檬半个,蜂蜜20克,凉开水80毫升。

【制作程序】

❶将胡萝卜、白萝卜洗净,切成小块;芹菜洗净后切段;柠檬去皮,果肉切块。

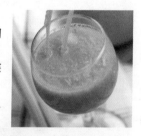

❷上述蔬果和凉开水放入榨汁机中,榨取汁液。

❸将蔬果汁倒入杯中,加入蜂蜜拌匀,直接饮用即可。

• 药膳功效 清心火,利小便,清肝火,降血压。

---

2 🍃 菠菜金针菇汁

药膳配方 菠菜4棵,金针菇80克,葱白5根,蜂蜜15克,凉开水适量。

【制作程序】

❶将菠菜、葱白择洗干净,切段备用。金针菇清洗干净。

❷将上述材料放入榨汁机中,搅打成汁加入蜂蜜即可。

• 药膳功效 益智健脑,降低血压。

3 ✹ 菊楂决明饮

药膳配方 菊花3克，山楂15克，草决明15克，冷水适量，凉开水250毫升。

【制作程序】

❶菊花用冷水漂洗干净；山楂洗净，去核，切片；草决明打碎备用。

❷把菊花、山楂、草决明放入炖锅内，加入凉开水，置旺火上烧沸，然后用小火煎10分钟。

❸待汁液稍稍冷却后，直接饮用即可。

药膳功效 清热明目，健脾开胃，活血化瘀，祛湿降压。

4 ✹ 紫苏西芹汁

药膳配方 西芹3根，柠檬1/2个，紫苏叶5片，冰块4块。

【制作程序】

❶西芹洗净后，切成小段；紫苏叶洗净，切碎；柠檬去皮，果肉切块备用。

❷将西芹段、紫苏叶、柠檬块放入榨汁机，搅打均匀后倒入杯子，加入冰块搅匀，直接饮用即可。

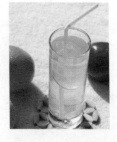

药膳功效 预防高血压。

5 🥤 胡萝卜香蕉汁

⚖️ 药膳配方 胡萝卜1根，香蕉1只，无糖酸奶300毫升，冰块2块。

【制作程序】

❶ 胡萝卜洗净，切条状，放到榨汁机中，榨汁。

❷ 香蕉去皮，切小块。

❸ 榨汁机中放入冰块打碎，再放入香蕉块、无糖酸奶及胡萝卜汁，搅打均匀，倒入杯中即可。

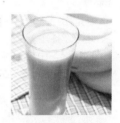

🔹药膳功效 促进食欲，润肠通便，降压安神。

---

6 🥤 山楂麦芽饮

⚖️ 药膳配方 山楂25克，麦芽20克，白糖5克，冷水200毫升。

【制作程序】

❶ 把山楂洗净，去核，切片；麦芽洗净。

❷ 把山楂、麦芽放入炖锅内，加入冷水，先置旺火上烧沸，再用小火煎煮20分钟。

❸ 将煎煮好的汁液去渣，倒入杯中，加入白糖拌匀即成。

🔹药膳功效 本方能消滞健脾，强化心脉，降压强心，降胆固醇。

茶类药膳 2 道

1 莲心茶

 药膳配方 莲心3克，绿茶1克，沸水适量。

【制作程序】

混合后用沸水冲泡5分钟即成。

【服食方法】

每日1剂，多次服饮。

• 药膳功效 本方具有清热安神的作用，可用于治疗高血压。

2 菊槐茶

药膳配方 菊花、槐花、绿茶各3克，沸水适量。

【制作程序】

混合后用沸水冲泡5分钟
即成。

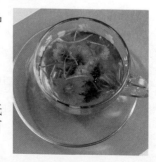

【服食方法】

每日1剂，多次服饮。

• 药膳功效 本方具有降低
血压和胆固醇的作用，可
用于治疗高血压。

蜂产品药膳 2 道

1 西红柿蜜汁

药膳配方 新鲜成熟西红柿1个，蜂蜜20克。

【制作程序】

先将西红柿切片，加入蜂
蜜，腌1~2小时即成。

【服食方法】

饭后当水果食用。

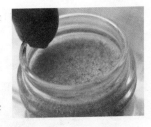

药膳功效 养心安神，降
低血压。

2 刺槐花粉降压单方

药膳配方 刺槐花粉。

【制作程序】

购买成品刺槐花粉即可。

【服食方法】

每日口服蜂花粉2次，每次10克，温开水送服。

药膳功效 本方具有降低血压和胆固醇的作用，可用
于治疗高血压。

降低血糖的药膳

粥类药膳 4 道

1 陈皮蚌肉粥

药膳配方 粳米 100 克，蚌肉 50 克，皮蛋 1 个，陈皮 6 克，姜末、葱末各 3 克，盐 2 克，冷水 1000 毫升。

【制作程序】

❶ 把陈皮烘干，研成细粉。

❷ 蚌肉洗净，剁成颗粒；皮蛋去皮，也剁成颗粒。

❸ 粳米淘洗干净，用冷水浸泡半小时，捞起。

❹ 锅中加入约 1000 毫升冷水，将粳米放入，用旺火烧沸加入皮蛋粒、蚌肉粒，再用小火慢慢熬煮。

❺ 待粳米软烂时，加入姜末、葱末、盐调好味，再稍焖片刻，即可盛起食用。

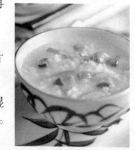

• 药膳功效 补中益肾，祛湿消渴，平肝清热，利尿祛湿。对糖尿病有较好的治疗功效。

2 豌豆绿豆粥

药膳配方 粳米100克，豌豆粒、绿豆各50克，白糖20克，冷水1500毫升。

【制作程序】

1. 绿豆、粳米淘洗干净，分别用冷水浸泡发胀，捞出，沥干水分。
2. 豌豆粒洗净，焯水烫透备用。
3. 锅中加入约1500毫升冷水，先将绿豆放入，用旺火煮沸后，加入豌豆和粳米，改用小火慢煮。
4. 待粥将成时下入白糖，搅拌均匀，再稍焖片刻，即可盛起食用。

药膳功效 清肝明目，降低血压。可治疗高血压、高脂血症等。

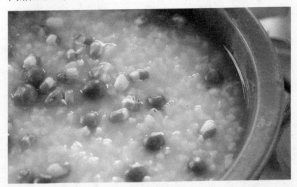

3 ⬢ 桃花粥

【药膳配方】 粳米100克，桃花5朵，蜂蜜20克，冷水1000毫升。

【制作程序】

① 桃花择洗干净，晾干研末。

② 粳米洗净，用冷水浸泡半小时，捞出，沥干水分。

③ 锅中加入约1000毫升冷水，将粳米放入，先用旺火烧沸，搅拌几下，改用小火熬煮成粥，然后加入桃花末、蜂蜜，略煮片刻，即可盛起食用。

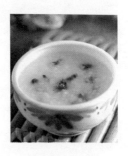

● 药膳功效 健胃，助消化，降血糖，预防胆结石。

4 ⬢ 生地黄粥

【药膳配方】 粳米100克，生地黄30克，冷水适量。

【制作程序】

① 粳米淘洗干净，用冷水浸泡半小时，捞出。

② 将生地黄用温水浸泡，漂洗干净。

③ 取砂锅放入冷水、生地黄，煮沸约15分钟，滤去药渣，加入粳米，用旺火煮开后改小火，煮至粥成即可。

● 药膳功效 补益元气，摄血升阳，降低血糖。

汤类药膳 3 道

1 兔肉汤

药膳配方 兔1只，生姜10克，小茴香10克，葱、盐、香油各少许，冷水适量。

【制作程序】

❶将兔宰杀，去皮毛、爪、五脏，将肉切成块，加水熬成半黏稠状，去兔肉及骨。

❷加入上述五味调料，煮沸即成。

药膳功效 补中益气，健脾，滋阴凉血。适用于阴虚火旺所致失眠、烦躁、口渴、糖尿病人消渴羸瘦、津少口渴等症。

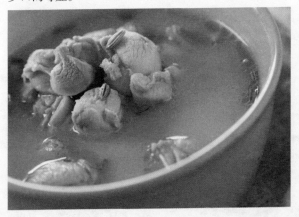

2 泥鳅豆腐汤

药膳配方 活泥鳅250克，豆腐350克，东北大酱50克，高汤200毫升，大油30克，干红椒、姜末、葱末、蒜片、醋、酱油、盐、味精、料酒各适量。

【制作程序】

❶将活泥鳅放在水盆内养两天，并且换水数次，使其将肚内的泥土、污物吐出；豆腐切成方块。

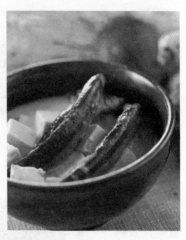

❷将锅置于旺火，放入大油烧热，用葱末、姜末、蒜片炝锅，添入高汤，加入酱油、干红椒、盐、料酒、醋，炖半小时后凉凉，再放入泥鳅和豆腐块，盖上锅盖，开锅后焖20分钟左右，掀开锅盖放上味精即可。

药膳功效 补虚益阳，解毒，既治气虚阳虚引起的冠心病，还对糖尿病、泌尿系统感染等症有一定治疗功效。

3 芦笋鸡丝汤

【药膳配方】 芦笋50克，鸡胸肉100克，金针菇50克，豆苗50克，蛋白2个，鸡汤1000毫升，水淀粉15克，盐、味精、植物油、香油各适量。

【制作程序】

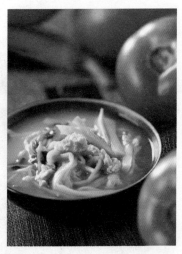

① 将鸡胸肉切12厘米薄片，再切2厘米长的丝，用水淀粉、蛋白、盐拌腌半小时；芦笋洗净去皮，切成长段；金针菇去沙根，冲洗干净；豆苗择取嫩心，洗净。

② 鸡肉丝先用开水烫熟，见肉丝散开即捞出沥干水分。

③ 鸡汤入锅，加肉丝、芦笋、金针菇同煮，待滚起加盐、味精、豆苗，开锅后淋入香油即可。

【药膳功效】 清热解毒，补虚止渴，养肾益肝，降低血糖，最宜肾阴亏虚型的糖尿病。

🍮 羹类药膳 1 道

1 🍵 烩鳝羹

> 药膳配方 黄鳝300克，笋肉100克，猪瘦肉50克，香菇20克，鸡蛋1只，陈皮5克，生抽15克，湿淀粉30克，色拉油6克，香油3克，盐2克，料酒3克，高汤600毫升，冷水适量。

【制作程序】

❶香菇用温水泡发回软，去蒂，洗净，沥干水切丝；笋肉切丝；陈皮用冷水浸软，刮去瓤，洗净，切丝；鸡蛋打入碗中，用筷子搅匀备用。

❷黄鳝摔昏，剖腹，去掉内脏，放入滚水中煲10分钟至熟，剔去骨，撕成细丝；猪瘦肉洗净，也切成丝。

❸笋丝、肉丝先后放入滚水中汆烫一下，捞出沥干。

❹坐锅点火，下入色拉油烧热，加入高汤，放入香菇丝、笋丝、陈皮丝、鳝丝煮滚，下入生抽、盐、料酒调味，焖煮片刻后下入肉丝，浇入鸡蛋液拌匀，用湿淀粉勾芡，淋上香油，即可盛起食用。

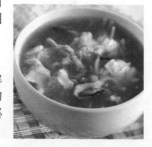

• 药膳功效 补虚益阳，解毒，既治气虚阳虚引起的冠心病，又治糖尿病、泌尿系统感染等症。

汁类药膳 3 道

1 卷心菜洋葱汁

⚖ 药膳配方 卷心菜100克，洋葱2个，红酒10毫升，凉开水100毫升。

【制作程序】

❶卷心菜洗净，切成片；洋葱洗净，切成丁。

❷将卷心菜片、洋葱丁放入榨汁机中，加入凉开水，一起搅打成汁。

❸将菜汁倒入杯中，加入红酒调匀，直接饮用即可。

● 药膳功效 本方具有消炎抑菌，防癌抗癌，利尿止泻，降血糖，降血脂，降胆固醇，降血压，抗血小板凝聚，美容等功效。

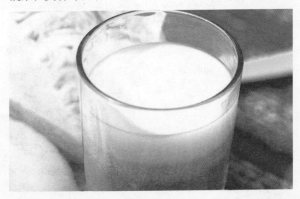

2 ❧ 海带柠檬汁

药膳配方 海带200克，柠檬1个，凉开水80毫升。

【制作程序】

❶ 海带用水冲净，放入冷水中浸泡4小时，切成丝；柠檬去皮，果肉切块。

❷ 将海带丝和柠檬块放入榨汁机中，加入凉开水后搅打成汁，倒入杯中即可饮用。

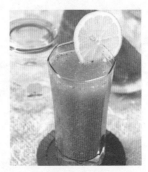

药膳功效 可调节钾钠平衡、降低血脂、降低血糖。

3 ❧ 胡萝卜苦瓜汁

药膳配方 胡萝卜1根，苦瓜半根，凉开水60毫升。

【制作程序】

❶ 胡萝卜洗净，苦瓜洗净去子，二者均切成块状。

❷ 将胡萝卜块和苦瓜块放入榨汁机中，搅打成汁。

❸ 将榨汁机中的菜汁倒入杯中，加凉开水拌匀即可。

药膳功效 利水，消肿，降低血糖。适宜小便不利、浮肿及糖尿病患者食用。

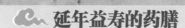

延年益寿的药膳

粥类药膳 6 道

1 黑豆牡蛎粥

药膳配方 粳米、牡蛎肉各100克，黑豆50克，盐2克，香油3克，葱末5克，冷水1500毫升。

【制作程序】

① 黑豆洗净，用冷水浸泡2～3小时，捞出，沥干水分；粳米洗净，浸泡半小时后捞起；牡蛎肉洗净，沥干备用。

② 锅中加入约1500毫升冷水，将黑豆与粳米放入，先用旺火烧沸后加入牡蛎肉，搅拌数次，然后改用小火慢慢熬煮。

③ 见粥将成时下入盐，撒上葱末、淋上香油，即可盛起食用。

药膳功效 预防须发早白和脱落，延年益寿。

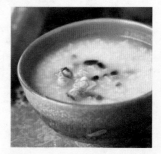

2 兔肉粥

药膳配方 粳米、兔肉、荸荠各100克，水发香菇50克，盐2克，味精、胡椒粉各1克，大油10克，葱末3克，姜末2克，冷水1000毫升。

【制作程序】

① 粳米淘洗干净，用冷水浸泡半小时，捞出，沥干水分。

② 兔肉整理干净，切丁；荸荠去皮后切成小丁；香菇洗净，也切成小丁。

③ 锅中加入约1000毫升冷水，将粳米放入，用旺火烧沸后

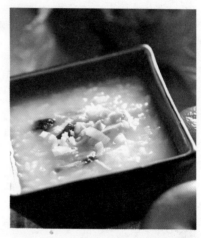

搅拌几下，加入兔肉、荸荠丁、香菇丁、盐、大油、葱末、姜末，改用小火慢慢熬煮，待粥浓稠时调入味精、胡椒粉，即可盛起食用。

● **药膳功效** 本方可活络血气，滋暖五脏，提升免疫力，延年益寿。

3 银耳鸽蛋粥

药膳配方 荸荠粉100克，水发银耳75克，核桃仁20克，鸽蛋5个，白糖20克，冷水1000毫升。

【制作程序】

① 将水发银耳择去根蒂，冲洗干净，撕成小朵，放入碗内，加入少许冷水，上笼蒸透取出。

② 鸽蛋打入碗内，放入温水锅中煮成溏心蛋捞出。

③ 核桃仁用温水浸泡，撕去外衣。

④ 荸荠粉放入碗内，用冷开水调成糊。

⑤ 取锅加入约1000毫升水，加入银耳、核桃仁，倒入荸荠糊，调入白糖，用手勺搅匀，煮沸呈糊状时，再加入鸽蛋即成。

药膳功效 补肺，益肾。适用于虚劳羸瘦、老年体衰者，是常用的补益强身粥品。

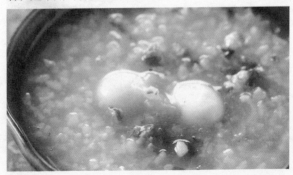

4 鸽肉粥

药膳配方 粳米150克，乳鸽1只，葱末3克，姜丝2克，盐2克，味精1克，料酒5克，胡椒粉1克，色拉油10克，冷水1500毫升。

【制作程序】

❶ 将乳鸽宰杀，用开水烫透，煺去毛，剖腹去内脏，冲洗干净，放入沸水锅内煮一下捞出，切成小块，放入碗内，加入少许盐、料酒拌腌。

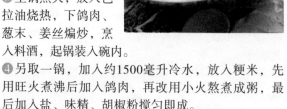

❷ 粳米淘洗干净，用冷水浸泡半小时，捞出，沥干水分。

❸ 坐锅点火，放入色拉油烧热，下鸽肉、葱末、姜丝煸炒，烹入料酒，起锅装入碗内。

❹ 另取一锅，加入约1500毫升冷水，放入粳米，先用旺火煮沸后加入鸽肉，再改用小火熬煮成粥，最后加入盐、味精、胡椒粉搅匀即成。

药膳功效 补肝肾，益气填精，延年益寿。

273

5 黄芪牛肉粥

药膳配方 粳米、鲜牛肉各100克，黄芪10克，精豆粉20克，胡椒粉2克，味精1.5克，盐2克，姜3克，葱末5克，冷水1000毫升。

【制作程序】

❶鲜牛肉洗净，除去筋膜，和姜一起绞烂，加精豆粉、胡椒粉、盐、味精调匀备用。

❷黄芪用干净纱布包起来，扎紧袋口。

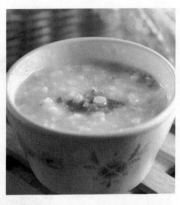

❸粳米洗净，用冷水浸泡半小时后入锅，加入约1000毫升冷水，用旺火烧沸一段时间，加入黄芪布包，改用小火熬煮，至粳米熟烂时捞出布包，加入牛肉馅、姜片搅散，继续用中火熬煮。

❹至牛肉熟软时加入葱末、味精调好味，再稍焖片刻，即可盛起食用。

药膳功效 补中益气，滋养脾胃，强健筋骨，化痰息风，止渴止涎，延年益寿。

6 当归乌鸡粥

药膳配方 粳米200克，当归30克，净乌鸡1只，葱段10克，姜2片，盐3克，味精2克，料酒12克，冷水适量。

【制作程序】

❶ 粳米淘洗干净，用冷水浸泡半小时，捞出，沥干水分。

❷ 将当归用温水浸泡，清洗干净，用净纱布包好，扎紧袋口。

❸ 乌鸡冲洗干净，放入开水锅内焯一下，捞出。

❹ 取锅加入冷水、当归、乌鸡，加入葱段、姜片、料酒，先用旺火煮沸，再改用小火煨煮至汤浓鸡烂，捞出乌鸡，拣去当归、葱段、姜片，加入粳米，再用旺火煮开，改小火熬煮成粥。

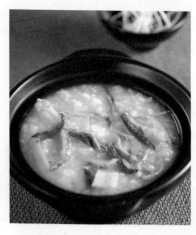

❺ 把鸡肉拆下撕碎，放入粥内，用盐、味精调味即可。

药膳功效 补肝肾，乌须发，美容颜，润肌肤。

汤类药膳 2 道

1 猪皮麦冬胡萝卜汤

药膳配方 胡萝卜、麦冬各50克，猪皮100克，猪骨高汤、姜、盐各适量。

【制作程序】

❶将麦冬以温水泡软；将猪皮洗净，切成长条状；将胡萝卜刷洗干净（连皮吃更营养），切成块状备用。

❷将预先准备好的猪骨高汤倒入汤锅，加热煮沸后，将麦冬、胡萝卜、猪皮、老姜片一起放入汤里，文火炖煮约1小时。待猪皮与胡萝卜熟软后，加入少许盐调味即可。

● 药膳功效 润泽肌肤，抗衰老。可以帮助造血活血，促进新陈代谢，保护视力，防治夜盲症。

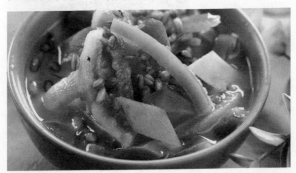

2 ② 洋参雪梨鹌鹑汤

药膳配方 鹌鹑6只，雪梨3个，西洋参15克，川贝15克，杏仁15克，蜜枣4颗，香油、盐少许，冷水3000毫升。

【制作程序】

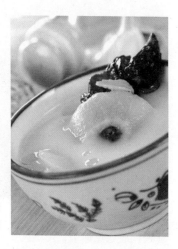

❶ 鹌鹑宰杀干净后去其头、爪、内脏，每只斩成两边，用开水烫煮一下。

❷ 雪梨洗净，每个切成2～3块，剜去梨心；其余用料分别淘洗干净。

❸ 煲内放入3000毫升冷水烧至水开，放入以上用料，用中火煲90分钟后再用小火煲90分钟即可。

❹ 煲好后，取出药渣，放香油、盐调味，咸淡随意。

●药膳功效 补养肝肾，滋润乌发，延年益寿。本方适用于肝肾虚损、精血不足、须发早白、眩晕耳鸣、腰膝酸软、四肢乏力、血虚津亏之肠燥便秘、肝热目赤、高血压等病症。

羹类药膳 3 道

1 鹌鹑松仁羹

⚖️ 药膳配方 鹌鹑1只，小米100克，松仁20克，姜1片，淀粉6克，蛋清30克，盐3克，香油4克，白糖、料酒各2克，高汤300毫升，植物油10克，冷水适量。

【制作程序】

❶ 鹌鹑取出内脏，洗净，抹干水起肉，鹌鹑骨放入滚水中煮5分钟，取出洗净；鹌鹑肉切小粒，加入淀粉、蛋清、盐，搅匀成糊状。

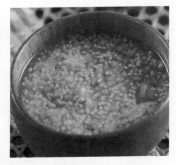

❷ 锅内加入适量冷水，放下鹌鹑骨、姜片煲滚，改用小火煲1小时，取汤备用。

❸ 松仁放入热油中，用小火炸至金黄色时捞起；小米洗净，用汤匙碾碎成蓉。

❹ 把小米蓉放入锅内，下入高汤煮滚，用白糖、料酒、盐调味，再加入鹌鹑肉粒和汤搅匀，待鹌鹑肉熟后，淋上香油，盛入汤碗内，撒下松仁即成。

🍲 药膳功效 益寿养颜，祛病强身，防癌抗癌。

2 羊肉奶花羹

药膳配方 羊肉150克，牛奶200毫升，山药75克，淀粉10克，盐2克，姜15克，冷水适量。

【制作程序】

❶羊肉洗净，切小块，放入碗中，加入淀粉、盐腌渍20分钟。

❷山药刮洗干净，切成小薄片；姜洗净，切片。

❸砂锅中加入适量冷水，放入羊肉块和姜，先用旺火烧沸，然后改用小火炖6小时。

❹另取砂锅倒入羊肉汤1碗，加入山药片，煮烂，再倒入牛奶煮沸，盛入碗中，将炖好的羊肉放在面上即可。

药膳功效 补血益气，健脾，壮阳，补诸损，延年益寿。

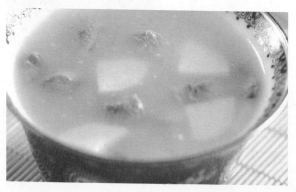

3 鸡蓉菠菜羹

药膳配方 菠菜叶250克，鸡肉50克，鱼露3克，盐3克，味精2克，蛋清25克，湿淀粉30克，高汤600毫升，冷水适量。

【制作程序】

❶ 将菠菜叶洗净，加入沸水锅中烫熟，用搅拌器加水打成菜蓉备用；鸡肉剁成蓉，加蛋清调和均匀。

❷ 坐锅点火，加入高汤、味精和盐，下入菜蓉，待汤烧沸后用湿淀粉勾稀芡，盛入汤碗中。

❸ 炒锅重新上火，加入高汤、鸡蓉、鱼露、味精调好味，待汤烧沸后用少许湿淀

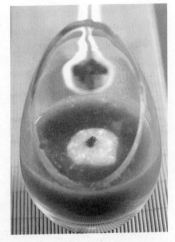

粉勾芡，搅拌均匀，汤成糊状时出锅，盛入有菜汁的汤碗上面，即可食用。

药膳功效 补五脏，益肝清肺，清热利湿，消积止泻，延年益寿。

🐟 汁类药膳 3 道

1 🐟 山药牛蒡汁

📖 药膳配方 牛蒡、山药各100克，苹果1个，柠檬1/2个，凉开水100毫升。

【制作程序】

❶将牛蒡和山药洗净，切成小块；苹果去皮去核，也切成小块；柠檬去皮，果肉切块备用。

❷将上述蔬果全部放入榨汁机内，搅打成汁。

❸将滤净的菜汁倒入杯中，加凉开水，拌匀即可。

• 药膳功效 补益脾胃，强肾利尿，促进新陈代谢，延年益寿，适用于脑血管疾病等症。

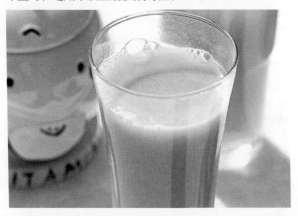

2 土豆莲藕汁

药膳配方 土豆1个，莲藕100克，蜂蜜15克，冰块2块，凉开水50毫升。

【制作程序】

❶ 土豆洗净，去皮，与莲藕一同下沸水锅内，煮熟，均切成小块。

❷ 将土豆块和莲藕块放入榨汁机中，榨取汁液。

❸ 将土豆莲藕汁倒入杯中，加入冰块和凉开水拌匀，放入蜂蜜调味即可。

药膳功效 润燥强肾，促进消化，补血益气，延年益寿。

3 白萝卜油菜奶汁

药膳配方 油菜4棵，白萝卜半根，牛奶150毫升，蜂蜜15克。

【制作程序】

❶ 油菜洗净，去根，切成段；白萝卜洗净，切成块。

❷ 将白萝卜与油菜一同放入榨汁机中，搅拌成汁。

❸ 把白萝卜油菜汁倒入杯中，加入牛奶和蜂蜜，调匀即可。

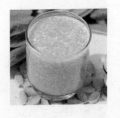

药膳功效 补血益气，健脾开胃，延年益寿。

🍵 茶类药膳 2 道

1 🍵 乌发茶

药膳配方 黑芝麻500克，核桃仁200克，白糖200克，茶适量。

【制作程序】

黑芝麻、核桃仁同拍碎，糖熔化后拌入，放凉收贮。

【服食方法】

每次取芝麻核桃糖10克，用茶冲服。

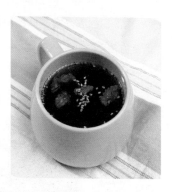

药膳功效 本方能够益气健脾、利水消肿，常食可延年益寿。

2 🍵 覆盆子绿茶

药膳配方 绿茶1份，覆盆子2份（研末）。

【服食方法】

开水冲泡，代茶服饮。

药膳功效 本方能够补血益气、强身健体、延年益寿。

❦ 蜂产品药膳 1 道

1 ❦ 人参蜜汁

⚖ 药膳配方 蜂蜜、人参各500克，冷水适量。

【制作程序】

将人参加水煎煮，取汁液3次，合并煎液，再慢火浓缩成稠汁，加入蜂蜜，搅拌均匀，装瓶。

【服食方法】

日服2次，每次15～30克，温开水送服。

● 药膳功效 本方能够补血益气，强身健体，延年益寿。

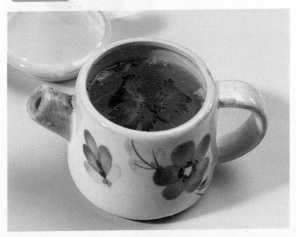

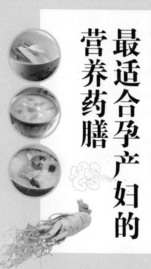

最适合孕产妇的营养药膳

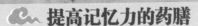

提高记忆力的药膳

汤类药膳 3 道

1 玉兰肝尖汤

药膳配方 猪肝200克，玉兰片、青笋、火腿各25克，猪骨头汤150毫升，葱末、盐、味精、料酒各适量。

【制作程序】

① 将猪肝洗净切成柳叶片，焯水；玉兰片切片；火腿和青笋切长片。

② 锅中倒入猪骨汤，烧开后放入肝片、火腿片、青笋片、玉兰片、盐和料酒，待汤开后，打去浮沫，加入味精，撒上葱末即可。

【服食方法】

经常服用。

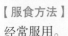

药膳功效 本方用于治疗妊娠呕吐。

2 甘蔗姜汁

药膳配方 甘蔗汁100克，生姜汁2克。

【制作程序】

甘蔗汁、生姜汁兑在
一起。

【服食方法】

频频缓饮。

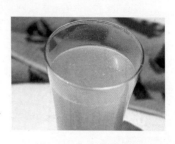

药膳功效 本方用于
治疗妊娠呕吐。

3 香菜砂仁汁

药膳配方 香菜9克，砂仁6克，沸水适量。

【制作程序】

❶香菜洗净，切碎，与砂仁同放在一碗内，用沸
水冲。

❷先闻其味，当能忍受其味时，再去渣取其汤服下。

【服食方法】

每日1料，分2次服用。

药膳功效 本方用于治疗妊娠呕吐。

🍵 茶类药膳 2 道

1 🍵 苏婆陈皮茶

药膳配方 苏梗6克，陈皮3克，生姜2片，红茶1克，沸水适量。

【制作程序】

将前3味剪碎与红茶共以沸水闷泡10分钟。

【服食方法】

代茶饮，每日1剂，可冲泡2~3次。

药膳功效 本方用于治疗妊娠呕吐。

---

2 🍵 生姜橘皮茶

药膳配方 生姜、橘皮各10克，红糖、冷水各适量。

【制作程序】

生姜、橘皮、红糖、水一起煮成糖水。

【服食方法】

代茶饮。

药膳功效 本方用于治疗脾胃虚寒引起的妊娠呕吐。

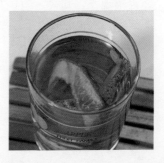

🐝 蜂产品药膳 2 道

1 ⌇ 橙蜜饮

⚖ 药膳配方 蜂蜜100克，橙子200克，冷水适量。

【制作程序】

将橙子用清水泡去酸味，
连皮切成4瓣，与蜂蜜一同
放入锅中，加适量水煮20
分钟，去渣取汁饮用。

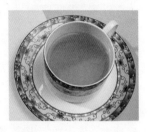

【服食方法】

随意服食。

● 药膳功效 本方用于治疗妊娠呕吐。

---

2 ⌇ 胡萝卜蜜饮

⚖ 药膳配方 蜂蜜200克，鲜胡萝卜400克，冷水适量。

【制作程序】

将胡萝卜洗净，切丁，放入沸水中烫2分钟后捞出，晾干
后入锅内，加入蜂蜜和水，小火煮沸，待温热时服用。

【服食方法】

睡觉前服食。

● 药膳功效 本方用于治疗妊娠呕吐。

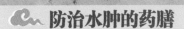

防治水肿的药膳

粥类药膳 1 道

1 鲜橘汤圆粥

药膳配方 粳米150克，鲜橘子1个，汤圆5个，白糖10克，冷水1000毫升。

【制作程序】

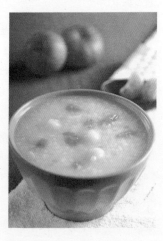

❶粳米淘洗干净，用冷水浸泡半小时，沥干水分。

❷橘子去皮、分瓣。

❸粳米放入锅中，加入约1000毫升冷水煮沸，再转入小火熬煮。

❹粥煮沸后下入汤圆及白糖，最后下入橘子瓣煮透，即可盛起食用。

药膳功效 本方用于治疗妊娠水肿。

❧ 汤类药膳 2 道

1 ℃ 白皮鲈鱼汤

药膳配方 鲈鱼500克，白术60克，陈皮10克，胡椒粉3克，盐、冷水适量。

【制作程序】

❶鲈鱼去鳞，剖开去肠杂，洗净，切块；白术、陈皮洗净。

❷以上用料一起放入锅内，加冷水适量，煮沸，改文火煲2小时，加胡椒粉、盐调味即可食用。

【服食方法】

每日或隔日1次，5～7天为一疗程。

药膳功效 本方用于治疗妊娠水肿，产后腿肿不消。

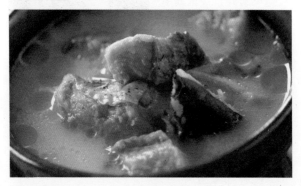

2 莲藕三红羊骨汤

药膳配方 羊脊骨或羊胫骨1000克，莲藕750克，胡萝卜150克，赤小豆50克，红枣12颗，生姜1片，香油、盐适量，冷水3000毫升。

【制作程序】

❶ 将羊脊骨洗净，斩成大块，将羊胫骨敲裂。

❷ 将莲藕洗净，去节，切成大块；胡萝卜刮皮洗净，斜切成大块三角状；赤小豆和红枣分别淘洗干净，红枣去核。

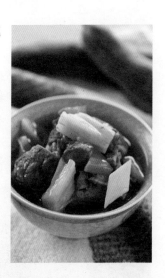

❸ 煲内倒入3000毫升冷水烧至水开，放入所有用料。煲内水再开后，用小火煲3小时即可。

❹ 煲好后，隔除药渣，加入适量油、盐后便可服用。

药膳功效 本方用于治疗妊娠水肿，产后腿肿不消。

【注意事项】

脾胃虚弱、腹泻患者不宜服用。

安胎保胎的药膳

粥类药膳 1 道

1 红枣带鱼粥

药膳配方 糯米100克，带鱼2节，红枣5颗，葱末3克，姜末2克，香油5克，盐1.5克，冷水1200毫升。

【制作程序】

① 糯米淘洗干净，用冷水浸泡3小时，捞出。

② 带鱼洗净，切块。

③ 红枣洗净，去核备用。

④ 锅中加入约1200毫升冷水，将红枣、糯米放入，先用旺火烧沸，搅拌几下，改用小火熬煮成粥。

⑤ 将带鱼块放入热粥内烫熟，再拌入香油、盐，稍焖片刻，装碗后洒上葱末、姜末即可。

药膳功效 本方具有清热静心，安胎保胎的作用。

防治贫血体弱的药膳

粥类药膳 3 道

1 核桃虾仁粥

药膳配方 粳米200克，核桃仁、虾仁各30克，盐1.5克，冷水2000毫升。

【制作程序】

① 粳米淘洗干净，用冷水浸泡半小时，捞出，沥干水分；核桃仁、虾仁均洗净备用。

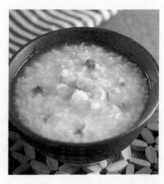

② 锅中加入约2000毫升冷水，将粳米放入，用旺火烧沸，将核桃仁、虾仁放入锅内，再改用小火熬煮成粥。

③ 粥内下入盐拌匀，再稍焖片刻，即可盛起食用。

药膳功效 本方能够补虚，滋阴，防治孕产妇贫血。

294

2　天麻鱼头粥

药膳配方　粳米150克，天麻15克，鲢鱼头1个。葱段10克，姜2片，料酒6克，盐2克，味精、胡椒粉各1克，大油5克，冷水适量。

【制作程序】

❶ 天麻浸透洗净；粳米淘洗干净，用冷水浸泡半小时，捞出，沥干水分。

❷ 鱼头去鳞、去鳃，冲洗干净，整个鱼头一劈两半儿。

❸ 锅加冷水、天麻，烧沸后加鱼头、葱、姜、料酒，待鱼头煮至八成熟时，捞出鱼头，滤去残渣，加粳米，用旺火煮开后改小火，续煮至粥成。

❹ 把鱼头骨头拆去，鱼肉撕碎，放入粥内，加入大油、盐、味精略煮，撒上胡椒粉，即可食用。

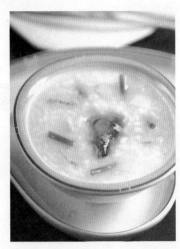

药膳功效　本方能够健脾补虚，滋阴益肾，补血止血，可用于治疗孕产妇贫血、体弱多病。

3 ⬥ 羊腩苦瓜粥

药膳配方 粳米200克，羊腩150克，苦瓜100克，燕麦20克，姜1片，盐1.5克，味精1克，料酒3克，胡椒粉1克，冷水2000毫升。

【制作程序】

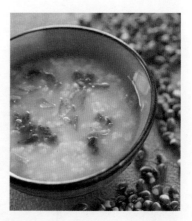

① 羊腩整理干净，切块，焯水烫透，除去血污。

② 苦瓜洗净，去瓤，切片，焯水烫透，捞出备用。

③ 粳米投洗干净，浸泡半小时；燕麦投洗干净，浸泡2小时。

④ 捞出粳米和燕麦，沥干水分，放入锅中，加入约2000毫升冷水，用旺火烧沸，下入羊腩块、姜片、盐、味精、料酒、胡椒粉，搅拌均匀，转小火熬煮45分钟左右，再下入苦瓜片，煮10分钟离火，即可盛起食用。

药膳功效 本方能够健脾补虚，滋阴益肾，补血止血，可用于治疗孕产妇贫血、体弱多病。

● 汤类药膳 2 道

1 ⚘ 羊肉当归川芎汤

⚕ 药膳配方 羊肉50克，当归、川芎各30克，姜20克，冷水适量。

【制作程序】

❶ 羊肉洗净切成小块；当归、川芎分别洗净。

❷ 将以上药味入瓦罐，加水适量，微火煮沸半小时，去泡沫，去渣取汤即可。

【服食方法】

每周3~4次，30天为一疗程。

● 药膳功效 本方能够温中补血，祛寒止痛，可用于治疗孕产妇贫血、体弱多病。

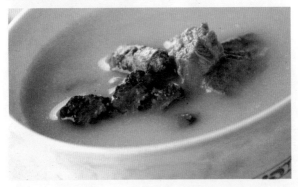

2 莲藕黑豆乳鸽汤

药膳配方 莲藕250克，黑豆50克，陈皮1块，红枣4颗，乳鸽1只，盐适量，热水适量。

【制作程序】

❶将黑豆炒至豆衣裂开，洗干净；乳鸽去毛、去内脏洗干净；莲藕、陈皮和红枣洗干净，红枣去核。

❷将上述材料放入滚水中，用中火煲3小时，以少许盐调味，即可饮用。

药膳功效 本方能够健脾养胃，滋阴益肾，补血益气，可用于治疗孕产妇贫血、体弱多病。

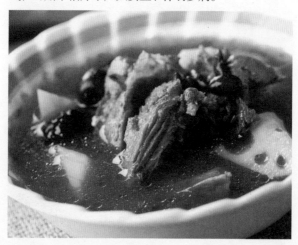

🍃 羹类药膳1道

1 🍃 妙香红枣羹

药膳配方 酸枣仁10克，枸杞15克，桂圆肉10克，红枣5颗，白糖10克，冷水适量。

【制作程序】

❶ 把酸枣仁洗净、去杂质；红枣洗净、去核。

❷ 枸杞洗净，放温水中泡软。

❸ 把酸枣仁、红枣、枸杞、桂圆肉放入炖锅内，加入适量冷水，置旺火上烧沸，再用小火煎煮25分钟，最后加入白糖，搅拌均匀，即可盛起食用。

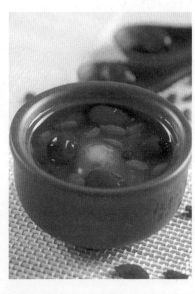

药膳功效 本方能够补血补钙，强身健体，可用于治疗孕产妇贫血、体弱多病。

茶类药膳 1 道

1 酥油茶

药膳配方 酥油（即奶油，系从鲜乳提炼而成）150克，牛奶1杯，茶水1000~2000毫升，盐5克。

【制作程序】

先用酥油100克，与牛奶、盐一起倒入干净的茶桶内。再倒入1~2千克熬好的茶水；然后用洁净的细木棍上下抽打5分钟；再放入50克酥油，再抽打2分钟；打好后，倒入茶壶内加热1分钟左右（不可煮沸，沸则茶油分离，不好喝）即可。

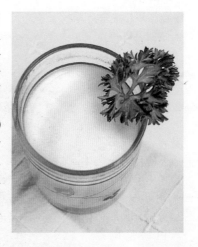

【服食方法】

不拘时服。

药膳功效 本方能够健脾补虚，滋阴益肾，补血止血，可用于治疗孕产妇贫血、体弱多病。

蜂产品药膳 2 道

1 蜜奶饮

药膳配方 蜂蜜50克，牛奶50毫升，白芝麻25克。

【制作程序】
白芝麻研烂，加入蜂蜜、牛奶，调和均匀。

【服食方法】
早晨空腹温开水冲服。

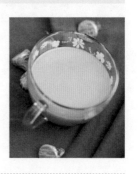

药膳功效 本方能够补血补钙、强身健体，可用于治疗孕产妇贫血、体弱多病。

2 归芪蜜汁

药膳配方 蜂蜜100克，黄芪150克，当归50克。

【制作程序】
将后2味药加水煎汁，去渣后加入蜂蜜，文火煎熬备用。

【服食方法】
日服2~3次，每次25~35克。

药膳功效 本方能够健脾补虚，滋阴益肾，补血强身。

通乳催乳的药膳

粥类药膳 2 道

1 扁豆小米粥

【药膳配方】 扁豆30克，党参10克，小米100克，冰糖15克，冷水适量。

【制作程序】

❶党参洗净，切成片。

❷扁豆洗净，与党参片一同放入锅中，加入适量冷水煎煮约半小时，取出汁液，再加入冷水煎煮10分钟，取出汁液，两次的汁液放在一起，放入锅中烧沸。

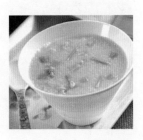

❸小米洗净后略微浸泡，放入烧沸的汁液中，用小火慢煮成粥。

❹粥内加入冰糖煮溶，再稍焖片刻，即可食用。

【药膳功效】 具有通乳的功效，最适宜于乳稀薄的产妇。

2 枸杞猪肾粥

药膳配方 粳米100克，猪肾半副，枸杞10克，盐2克，温水适量，冷水1000毫升。

【制作程序】

① 粳米淘洗干净，用冷水浸泡半小时，捞出沥干。

② 枸杞用温水泡至回软，洗净捞出，沥干水分。

③ 猪肾洗净，一切两半儿，剁小颗粒。

④ 锅中加入约1000毫升冷水，将粳米、猪肾粒放入，用旺火烧沸，搅拌几下，然后放入枸杞，改用小火熬煮成粥。

⑤ 粥内下入盐拌匀，再稍焖片刻，即可盛起食用。

• 药膳功效 本方具有通乳的功效，用于治疗产妇乳稀薄、量少或没有乳汁。

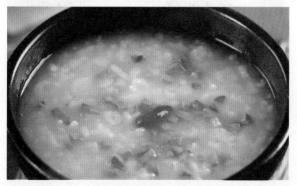

❧ 汤类药膳 3 道

1 ❧ 鸡丝鹌鹑蛋汤

⚖ 药膳配方 鹌鹑蛋20个,熟鸡丝100克,黄瓜50克,鸡汤500毫升,盐、味精各适量。

【制作程序】

❶将鹌鹑蛋煮熟,剥去蛋壳,放入大汤碗中备用;黄瓜切丝备用。

❷炒锅置旺火上,放入鸡汤,锅开后放入盐,待锅再开时,加入味精,倒入装有鹌鹑蛋的汤碗中,撒上熟鸡丝和黄瓜丝即可。

• 药膳功效 本方具有通乳的功效,用于治疗产妇乳稀薄、量少或没有乳汁。

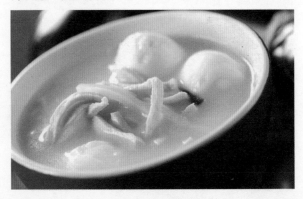

2 ⑤ 砂仁黄芪猪肚汤

药膳配方 黄芪10克，砂仁15克，猪肚1副，料酒、盐、葱、姜、胡椒粉各少许，冷、热水各适量。

【制作程序】

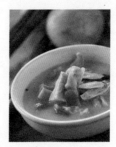

❶将砂仁去杂洗净；黄芪润透切段；猪肚反复洗去污杂及黏液，放沸水锅焯一会儿，捞出，用清水洗净；将葱、姜拍碎。

❷将砂仁、黄芪、葱、姜装入猪肚放入锅内，加水炖熟，去掉药物，猪肚切条放入碗内，加盐、胡椒粉调味，盛入碗中即成。

药膳功效 本方具有通乳的功效，用于治疗产妇乳稀薄、量少或没有乳汁。

3 ⑤ 当归猪蹄汤

药膳配方 猪蹄2个，当归30克，热水、冷水各适量。

【制作程序】

❶猪蹄去毛，洗净，切成块，用热水烫煮去血腥。

❷将猪蹄、当归加水同煮熬汤。

药膳功效 本方具有通乳的功效，用于治疗产妇乳稀薄、量少或没有乳汁。